肿瘤在哪里，PET告诉你

——PET/CT、PET/MRI基础与应用

陈绍亮　主编

科学出版社

北　京

内 容 简 介

本书分为"基础知识""临床应用"两篇。在基础知识篇，第1～11章从PET肿瘤显像剂的特点讲起，让读者了解PET显像的原理、方法和PET检查的注意事项，从而知道接受检查前要做哪些准备，如何使检查效果达到最佳的同时使所受到的辐射剂量达到最小；对各种人群，包括妊娠期妇女、哺乳期妇女和儿童的辐射防护提出中肯的意见；对PET/MRI的进展进行探讨，比较了PET/CT和PET/MRI的特点，对哪种情况选择PET/CT，哪种情况选择PET/MRI提出参考意见。在临床应用篇，第12～22章介绍了PET检查在临床上的应用。

希望读者通过本书能了解PET检查为什么能早期诊断肿瘤，如何在肿瘤分期中应用，如何判断肿瘤的恶性程度，如何预测预后，如何判定肿瘤治疗是否有效，如何早期发现肿瘤复发和转移等。

本书适合中学文化水平以上的读者阅读，也可供临床各科医生，尤其是影像科医生，以及高年级医学生参考使用。

图书在版编目(CIP)数据

肿瘤在哪里，PET告诉你：PET/CT、PET/MRI基础与应用 / 陈绍亮主编. — 北京：科学出版社，2021.11
ISBN 978-7-03-070093-3

Ⅰ. ①肿… Ⅱ. ①陈… Ⅲ. ①肿瘤－计算机X线扫描体层摄影－影像诊断 Ⅳ. ①R730.4

中国版本图书馆CIP数据核字（2021）第210413号

责任编辑：闵 捷 / 责任校对：谭宏宇
责任印制：黄晓鸣 / 封面设计：殷 靓

科 学 出 版 社 出版
北京东黄城根北街16号
邮政编码：100717
http: // www. sciencep. com
南京展望文化发展有限公司排版
上海锦佳印刷有限公司印刷
科学出版社发行 各地新华书店经销

*

2021年11月第 一 版 开本：A5（890×1240）
2021年11月第一次印刷 印张：6 1/4
字数：148 000

定价：35.00元

（如有印装质量问题，我社负责调换）

《肿瘤在哪里，PET告诉你》
编委会

主　　编　陈绍亮

编　　委　（按姓氏笔画排序）

马宏星　王卫东　叶黛西　许长德　杜倩倩
李文罡　李蓓蕾　谷晓云　张　汐　张　倩
陈仰纯　彭屹峰　葛　琦　程爱萍

前　言

拙作《明明白白做PET/CT检查》出版已近十年。

PET/CT是美国《时代周报》评选出的最富有创意和商业化的三大发明之一，被广泛深入应用于肿瘤诊治等方面。这十年间，正电子发射体层仪（positron emission tomography，PET）在我国得到了长足的发展，临床应用日益普及，越来越多的病例通过PET检查得益，疾病得以及早发现，并获得准确分期，使得治疗恰当而有效。我国PET装机量也增长快速，目前全国已经突破400台，而且这个数据还要不断增长，“十四五”规划期间，我国PET装机量要达到700台。随着PET装机量的增加，受检者数量也以每年增加10%以上的速率不断增长。例如，2017年52万余例患者接受了PET检查，较2016年增长11.4%。中华医学会核医学分会发布的《2018年全国核医学现状普查结果简报》称，2019年PET检查病例达到86.4万，其中肿瘤PET显像占比从2017年的87.5%增长至94.5%，反映出居民对肿瘤精准诊疗需求的爆发。

同时，这十年间，PET在仪器发展方面更有突破性的进展。医学影像技术飞速进步，单纯的一种成像模式已经不能满足临床的需要，复

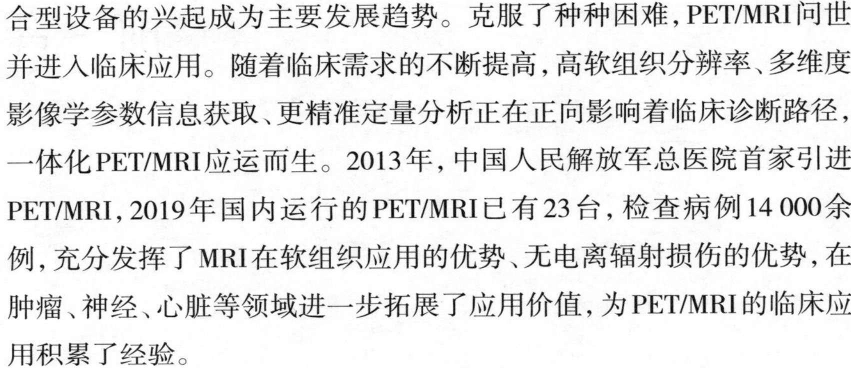

合型设备的兴起成为主要发展趋势。克服了种种困难，PET/MRI问世并进入临床应用。随着临床需求的不断提高，高软组织分辨率、多维度影像学参数信息获取、更精准定量分析正在正向影响着临床诊断路径，一体化PET/MRI应运而生。2013年，中国人民解放军总医院首家引进PET/MRI，2019年国内运行的PET/MRI已有23台，检查病例14 000余例，充分发挥了MRI在软组织应用的优势、无电离辐射损伤的优势，在肿瘤、神经、心脏等领域进一步拓展了应用价值，为PET/MRI的临床应用积累了经验。

这十年，也是我国国产仪器突飞猛进的十年。我国在这十年间，实现了PET仪器的国产化，打破了“GPS”（即通用电气、飞利浦、西门子）三家外国公司的垄断。2017年国产PET仪器的市场占有率已达10.5%，今后这个比例还将大幅提高。考虑到PET国产化率提升后（2018年32台，2020年71台）诊断费用下降，同时多个治疗肿瘤的药物纳入医保，肿瘤患者的经济负担将大幅下降，叠加PET设备配置许可证进一步大幅下发的因素，预计未来将会有更多的肿瘤患者接受PET检查。

这十年，也是我国医学影像学诊断中心起步和逐渐发展的十年。医学影像学诊断中心是指独立设置的应用CT、MRI、PET等现代化医学影像技术进行检查，出具影像学诊断报告的第三方专业医疗机构。这样的医疗机构20世纪80年代初始于美国，美国至今已经成立了7 000余家影像中心。2015年作为新型医疗机构模式正式引入我国，为人们的医疗健康事业添砖加瓦。

中国核工业集团所属医疗健康平台——中核医疗产业管理有限公司（中国核工业医院管理中心）与近年来在全国范围内积极布局独立医学影像中心及相关配套业务的州信医学影像有限公司合作，共同成立中核州信医疗科技有限公司（简称中核州信）。其中，中核州信上海医学影像学诊断中心配置PET/MRI、PET/CT、3.0TMRI、高端能谱CT等国际一流医学影像学设备，创立多重深度绿色筛查方案，推行国际化医疗服务标准和理念，为国内外特需人群提供精准医疗影像学诊断、深度健康体检、远程会诊及专属医疗等专业医疗服务。这些独立的医疗机构，其服务态度更亲民，更注重于及时为患者解决问题，报告质量上乘并紧紧跟随国际先进水平。

近来更传来鼓舞人心的信息，国家发布了《医用同位素（2021—2035年）中长期发展规划》，在推动健康中国战略实施的同时，将进一步壮大核技术在医学领域的应用规模。我们相信这将给国内PET的应用和发展带来前所未有的机遇与挑战。

偶遇赵启正先生，他在翻阅了《明明白白做PET/CT检查》一书后，中肯地提出，可以直接点明：肿瘤在哪里，PET告诉你。

于是，经过近十年的准备和积累，出版本书。

陈绍亮

2021年8月

目　录

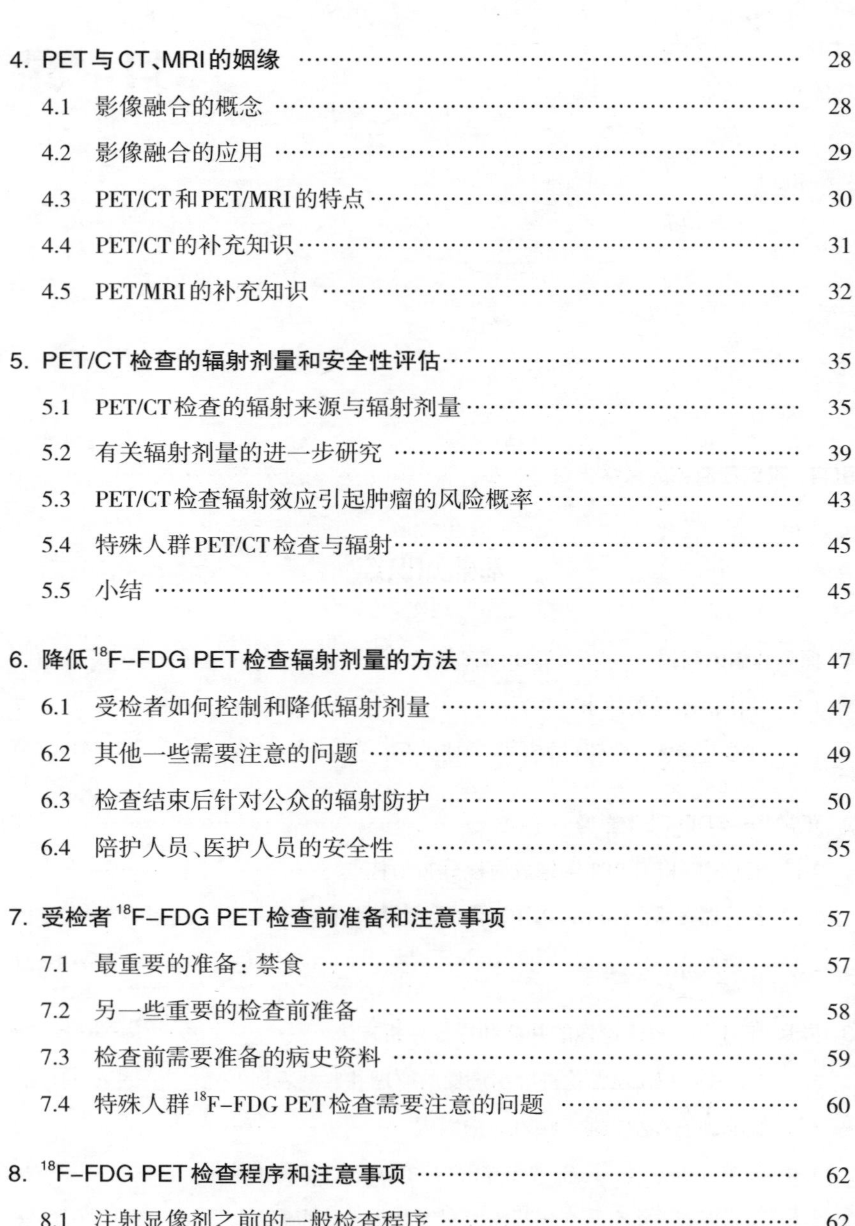

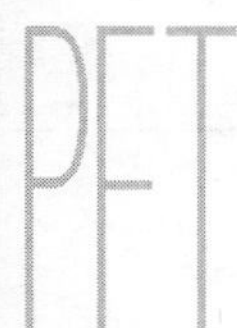

临床应用篇

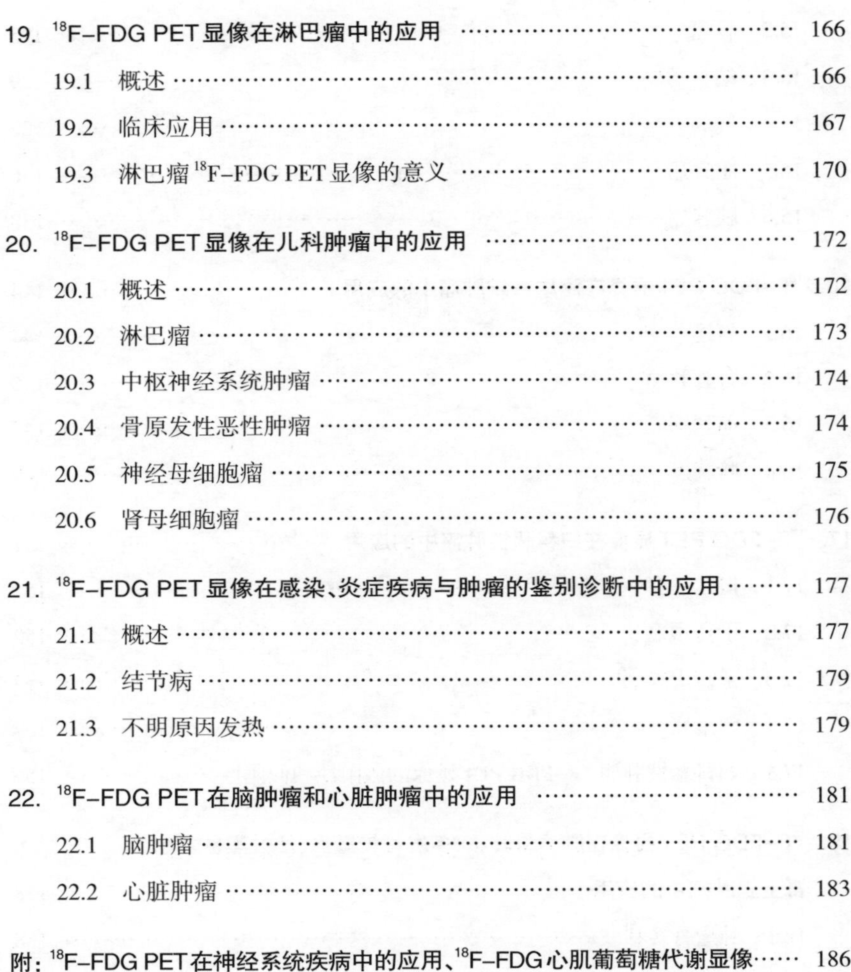

引言：脱氧葡萄糖的深情告白

亲爱的读者，你好呀！我是脱氧葡萄糖。

对，你没有听错，我是脱氧葡萄糖（deoxyglucose，简称DG）。

我是葡萄糖的衍生物，我的同门大哥葡萄糖（glucose，简称G）赫赫有名，至少公认它是人体内最容易获得、最为经济、最重要的供能物质。大凡活细胞在需要能量的代谢过程中，都会大量引入葡萄糖。葡萄糖进入细胞后，在一系列生物催化剂——酶的作用下，以生成ATP的形式提供能量。而葡萄糖分子最终则转变成二氧化碳（CO_2）和水（H_2O），被细胞排出。进入细胞的葡萄糖从而消失。

而我，脱氧葡萄糖，在碳链的第二个碳上用一个氢（-H）取代了葡萄糖的羟基（-OH）。由于氢基团（-H）比羟基基团（-OH）少了一个氧（O），因此我就被称为脱氧葡萄糖。这一分子结构上小小的变化并没有引起我外部构型的大变化，因此我，脱氧葡萄糖，仍然被有高代谢需求的细胞大量摄取，从而进入细胞内。但是，尽管我的分子结构变化非常小，代谢酶系统的识别能力却非常灵敏，代谢酶系统可以鉴别出我并不是它要催化的底物。没有了代谢酶系统的催化，后续的生化反应就不能进行。因此，虽然我进入了细胞，但是无法进一步代谢，也就是我不

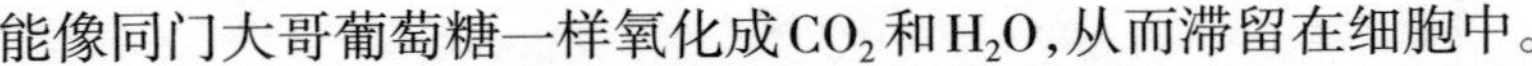

能像同门大哥葡萄糖一样氧化成CO_2和H_2O，从而滞留在细胞中。

我在高代谢细胞中的滞留，为人们追踪这一类细胞提供了条件。但是人类如何能发现我在哪里呢？

想起英雄王成，背着报话机，在敌人的阵地上高声喊道“向我开炮”。其实，我身上也带有一台特有的“发报机”。在我进入细胞之前，我带上了一个放射性核素——氟-18（^{18}F）。

^{18}F在化学性质上与氢（H）相近，通过化学反应使^{18}F取代了我（DG）分子中的H，形成一个新的产物^{18}F-氟代脱氧葡萄糖（^{18}F-FDG），这个过程叫标记，全称叫放射性核素标记。^{18}F-FDG，也就是放射性核素标记的产物，可以显示我在生物体内的踪影，因此被称为示踪剂。由于在这个示踪过程中能够显示体内分布的影像，所以又被称为显像剂。

肿瘤细胞具有无序生长、无限生长、快速生长和代谢旺盛的特性，代谢过程中需要很多的能量，因而我和葡萄糖一起被大量摄取进入肿瘤细胞。葡萄糖被代谢成为CO_2和H_2O，而我滞留在肿瘤细胞内，真想像王成一样呼叫：我在这里，这是肿瘤。可是我携带的并不是发报机，无法用语言直接向外界呼叫。我所携带的只是^{18}F，它不断地衰变，发射出一种正电子（β^+）粒子。

β^+粒子既不像光波，也不像声波能被人们看到或听到。这时就要使用一种新的医学影像仪器——正电子发射体层仪（positron emission tomography，PET）来接收^{18}F发出的β^+信号。PET不但可以接收正电子核素通过转换后发出的信号（方向相反、能量各为0.511MeV的两个γ光子），还可以按照其空间位置形成它在人体内分布的影像，并显示其强度。根据PET显示的影像，就可以判断肿瘤存在与否。如今的PET上还配备了同机CT（计算机断层成像，即PET/CT）或MRI（磁共振成像，即PET/MRI），不论是PET/CT，还是PET/MRI，都使PET诊断肿瘤的定位更精确、影像更清晰、诊断更明确。

因此，完成一个肿瘤显像，需要具备两个基本条件。一是显像剂，二是显像仪器。我在用^{18}F标记以后（即^{18}F-FDG）就成了诊断肿瘤的显像剂，PET则是显像仪器。用^{18}F-FDG作为显像剂进行的PET肿瘤显像称为^{18}F-FDG PET显像。

^{18}F-FDG PET显像为什么能早期诊断肿瘤，如何对肿瘤进行分期、判断肿瘤的恶性程度、预测患者预后、判定肿瘤治疗的疗效、规划放疗计划、判定肿瘤的复发和转移？如果你对这些问题感兴趣，请接着往下阅读吧。

基础知识篇

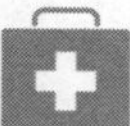

1. 探测肿瘤的利器——^{18}F–FDG PET显像

1.1　特洛伊木马的故事

我们先从特洛伊木马的故事说起。公元前13世纪，希腊人和特洛伊人之间发生了一场延续近十年的战争。希腊人围攻特洛伊城，但特洛伊城十分坚固，希腊人攻打了九年也没有攻进去。

奇怪的是，突然有一天，平时喧闹的战场变得寂静无声，希腊联军的战舰扬帆离开了。特洛伊人以为希腊人撤军回国了，他们跑到城外，却发现海滩上留下一只巨大的木马（图1–1）。

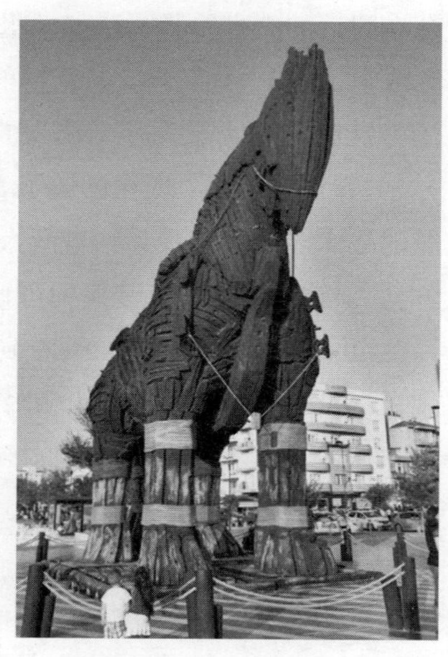

图1–1　特洛伊木马

特洛伊人惊讶地围住木马，他们不知道这木马是干什么用的。有人要把它拉进城里，有人建议把它烧掉或推到海里。正在这时，有几个牧人捉住了一个希腊人，他被绑着去见

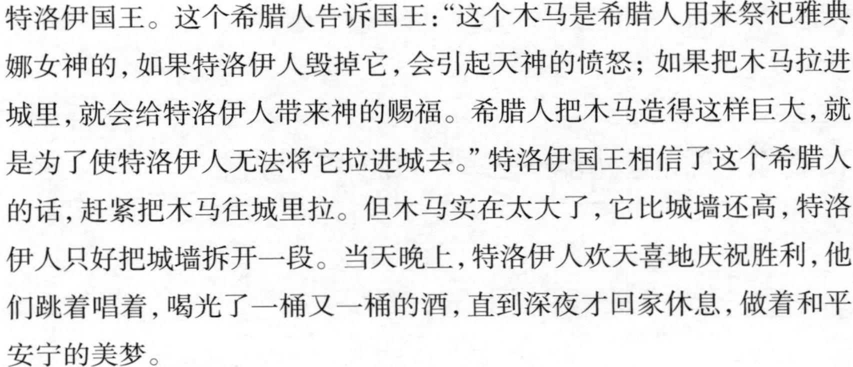

特洛伊国王。这个希腊人告诉国王："这个木马是希腊人用来祭祀雅典娜女神的，如果特洛伊人毁掉它，会引起天神的愤怒；如果把木马拉进城里，就会给特洛伊人带来神的赐福。希腊人把木马造得这样巨大，就是为了使特洛伊人无法将它拉进城去。"特洛伊国王相信了这个希腊人的话，赶紧把木马往城里拉。但木马实在太大了，它比城墙还高，特洛伊人只好把城墙拆开一段。当天晚上，特洛伊人欢天喜地庆祝胜利，他们跳着唱着，喝光了一桶又一桶的酒，直到深夜才回家休息，做着和平安宁的美梦。

劝说特洛伊人把木马拉进城的希腊人其实是个间谍。深夜，一片寂静，这个间谍走到木马边，轻轻地敲了三下，这是约好的暗号。藏在木马中的全副武装的希腊战士一个又一个地跳了出来。他们悄悄地摸向城门，杀死了睡着的守军，迅速打开了城门，并在城里到处点火。隐蔽在附近的大批希腊军队如潮水般涌入特洛伊城，他们把特洛伊城掠夺成空，烧成一片灰烬。特洛伊的男人大多被杀死了，妇女和儿童大多沦为奴隶，财宝都装进了希腊人的战舰，特洛伊战争就此结束。

"特洛伊木马"现在已成了"挖心战"的同义语，比喻打进敌人心脏的战术。派遣特种兵钻进敌人的心脏，也成为现代医学侦察疾病的方法。医生们期盼能够找到可以深深地潜入病变内部的"特洛伊木马"，可以让我们及早诊断（看到）疾病。经过多年来的努力，终于发现了一些比较理想的药物，其中包括^{18}F-FDG。显像剂^{18}F-FDG犹如特洛伊木马中潜伏的战士，直接插入肿瘤组织并发出讯号，由最新的医学影像仪器——PET接收，通过^{18}F-FDG PET显像，显示肿瘤组织的存在。

那么，欲知^{18}F-FDG PET肿瘤显像的原理是什么，^{18}F-FDG PET肿瘤显像是如何进行的，请接着往下阅读吧。

1.2 FDG是渗入“敌营(肿瘤)”的侦察兵

FDG是氟代脱氧葡萄糖(fluorodeoxyglucose)的英文缩写。

为了了解FDG能够深入肿瘤细胞的作用,我们先了解一下葡萄糖的生理代谢,并且和FDG的代谢过程进行比较。

1.2.1 葡萄糖的供能作用和代谢途径

活细胞需要进行能量代谢,而葡萄糖是能量代谢最普遍的底物。它进入细胞后在己糖激酶(HK)催化作用下发生磷酸化反应,转变为葡糖-6-磷酸(G-6-P)。G-6-P继续在葡萄糖异构酶作用下转化为果糖-6-磷酸(F-6-P),这个异构过程将醛糖转化为酮糖。生成的(F-6-P)会继续受到一系列生物酶的作用,通过三羧酸循环等代谢通路,最后氧化成CO_2和H_2O,在这个过程中以腺苷三磷酸(ATP)的形式释放出能量,供细胞进行新陈代谢。

1.2.2 FDG可反映细胞组织的葡萄糖代谢

FDG的结构与葡萄糖相类似,它被细胞当作葡萄糖摄取入内,但不能被氧化而滞留于细胞中,通过PET能反映该细胞葡萄糖代谢的程度(活性)。

脱氧葡萄糖与葡萄糖一样,可以通过葡萄糖转运蛋白-1(GLUT-1)或葡萄糖转运蛋白-3(GLUT-3)转运进入细胞内,并且进入细胞的脱氧葡萄糖也能进行磷酸化,在己糖激酶作用下转变为^{18}F-FDG-6P。但是,^{18}F-FDG-6P碳链上C2位置缺乏氧原子的存在。由于分子构型上的改变,^{18}F-FDG-6P不能像G-6-P那样在葡萄糖异构酶作用下继续转化,因而以^{18}F-FDG-6P的形式滞留于细胞内,不再参与葡萄糖的进一步代谢(图1-2),一般情况下不会被氧化成CO_2和H_2O。

FDG滞留在细胞内,从而提供了我们通过检测FDG的存在和浓聚以了解细胞糖代谢的可能。

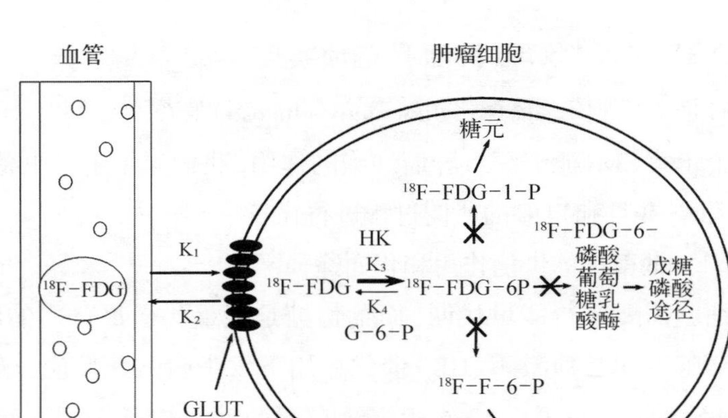

图1-2 ^{18}F-FDG滞留于细胞内

^{18}F-FDG进入细胞转变为^{18}F-FDG-6P后不能继续氧化，而滞留于细胞内

GLUT，葡萄糖转运蛋白；G-6-P，葡糖-6-磷酸；^{18}F-F-6-P，^{18}F-果糖-6-磷酸；HK，己糖激酶

1.2.3 ^{18}F的标记提供了从体外测定的可能

如何才能测定FDG的存在？

^{18}F-FDG，这个新化合物的生物学行为由其底物（脱氧葡萄糖，DG）决定，而在核物理的特性方面符合^{18}F的衰变规律。

^{18}F发射正电子（β^+），顾名思义，正电子是带正电的电子，它是带负电的电子的反物质，在自然界中不能长时间存在。^{18}F衰变中释放出的正电子很快与物质中的负电子结合后自身消失，瞬间转化为两个方向相反、能量各为0.511MeV的γ光子，这一过程称为湮没辐射（annihilation radiation）。PET显像的基础就是探测正电子与负电子结合发生湮没辐射时产生的方向相反、能量相同的γ光子对。通过PET可获得目前核医学显像中最理想的三维影像，并可用于定量测定；^{18}F属人体组织的基本元素，用它标记各种生物活性物质可不改变其原有性质，除诊断外还可用于研究人体的生化、生理、病理过程。^{18}F需用加速器生产，半衰期短（110

分钟)，使用安全，可给予较大的药物剂量，应就地生产、标记和使用。

^{18}F-FDG发射的射线，犹如发报机发射的无线电波，为外界探测其存在和体内分布提供了可能。

1.2.4 PET探测^{18}F-FDG发射的射线

PET可用来从体外探测^{18}F-FDG发射的射线，是一种能够检测正电子发射的射线并按其空间分布以断层影像显示的医学影像设备。PET利用放射性核素示踪原理来显示正电子药物在人体内踪影和空间分布，它所观察的重点是人体的功能和代谢。

PET问世于20世纪70年代，由于价格昂贵，主要用于科学研究。20世纪90年代后伴随着分子生物学和分子医学的发展，同时由于正电子类显像剂的独特生物学优势逐渐显露，PET开始服务于临床医学，并日益显示其独特价值。

核医学仪器（如PET）提供了从体外检测葡萄糖代谢的可能。因为^{18}F-FDG进入细胞的速率和数量与细胞葡萄糖代谢状况直接相关，细胞对葡萄糖的摄取依赖于G-6-P代谢的速率，因此^{18}F-FDG在细胞的滞留与否、滞留数量反映了该细胞的代谢活性。因为这些特点，^{18}F-FDG能够用于研究细胞对葡萄糖的摄取。不同的生理和病理状态，细胞对葡萄糖的吸收利用会发生变化，因而^{18}F-FDG的摄取程度反映了人体的某些功能改变。

1.2.5 小结

（1）FDG是渗入肿瘤细胞的“侦察兵”。

（2）^{18}F的标记使FDG分子带上“发报机”。

（3）PET可测定^{18}F-FDG的存在和体内分布。

（4）^{18}F-FDG PET显像是检测肿瘤的利器。

2. 正常^{18}F-FDG PET影像

2.1 正常^{18}F-FDG PET影像放射性分布的特点

几乎所有活细胞都需要分解葡萄糖以供应能量，而细胞摄取葡萄糖的速度和数量反映其代谢活性。正常情况下，全身显像^{18}F-FDG分布以脑最高，肝脏中等，心肌可有放射性分布，胃肠道、脾脏、骨骼肌、骨髓和部分腺体、泌尿道也有分布（图2-1）。目前，PET/CT（或PET/MRI）影像经重建处理后可获得全身三维立体投射影像（MIP）和横断面、冠

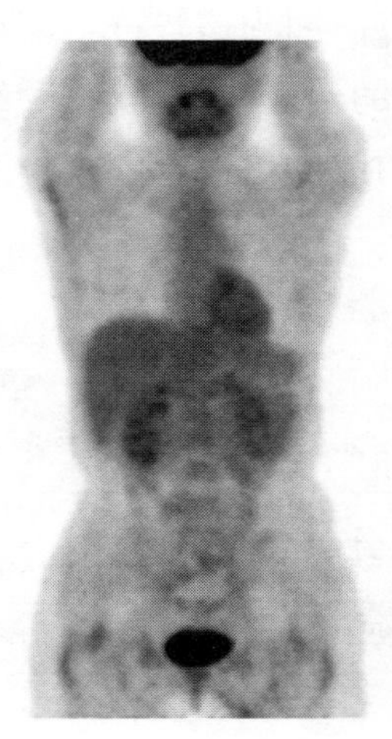

图2-1　正常^{18}F-FDG全身影像（前位）
脑、肾脏、输尿管、膀胱放射性分布最高，肝脏、脾脏、唾液腺、心肌、骨髓、大血管和骨骼肌等软组织可见放射性分布（均匀、对称）

状面及矢状面的CT（或MRI）、PET及PET/CT（或PET/MRI）的融合影像。熟悉正常 ^{18}F-FDG PET影像有利于病变与正常变异的鉴别。

2.2 各脏器正常 ^{18}F-FDG PET影像的放射性分布

2.2.1 脑

脑细胞以葡萄糖作为唯一的能量来源，而且由于脑的血流供应充足，脑细胞葡萄糖代谢非常旺盛，脑摄取FDG较多，在 ^{18}F-FDG PET显像中脑的放射性分布最为明显（图2-2）。用 ^{18}F-FDG PET显像测量脑局部葡萄糖代谢率（rCMRG），发现灰质的rCMRG是白质的4～5倍，因为进行能量代谢的主要神经元大多集中在灰质，所以葡萄糖代谢分布图可以反映脑内神经元的相对活性。

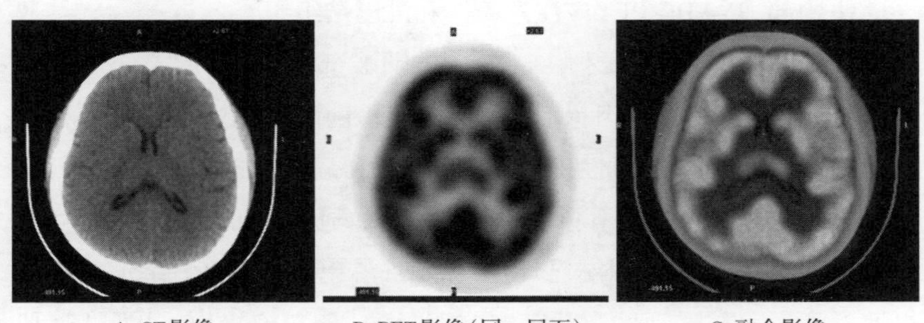

A. CT影像　　B. PET影像（同一层面）　　C. 融合影像

图2-2　经大脑侧脑室 ^{18}F-FDG PET/CT横断面影像：大脑葡萄糖代谢旺盛
可观察：侧脑室前角、颞叶脑裂、侧脑室后角、脑中线、胼胝体膝、透明隔、大脑纵裂

2.2.2 颜面部

（1）唾液腺腺体：唾液腺体对称显影。腮腺和下颌下腺通常显示为轻度到中度的均匀生理性 ^{18}F-FDG摄取，有些为轻微摄取甚至无摄取。不均匀性摄取可见于通过外科手术已行一侧腺体切除或者患有原发或转移病变者。高度浓聚 ^{18}F-FDG的腮腺肿瘤包括混合瘤、多形性

腺瘤及原发腮腺淋巴瘤。由于有很高的假阳性率，PET无法准确鉴别腮腺肿瘤的良性、恶性。另外有少数唾液腺恶性病变仅有轻微或根本没有 ^{18}F-FDG摄取，因此没有 ^{18}F-FDG摄取的唾液腺肿块不能排除恶性病变的可能性。恶性病变有时还可以引起双侧腮腺、下颌下腺或腮腺内的淋巴结出现 ^{18}F-FDG摄取。总之，无论良性还是恶性病变均可以引起单侧或双侧唾液腺的 ^{18}F-FDG摄取，有必要考虑各种有用的临床信息以做出正确诊断。

（2）鼻黏膜、口腔黏膜：鼻咽及口咽的黏膜常常显示有生理性 ^{18}F-FDG摄取，存在炎症时更加明显。放射性摄取几乎总是很浅地沿黏膜表面分布及呈线样结构，一般不会引起诊断问题。

2.2.3 头颈部

头颈部 ^{18}F-FDG PET应注意腺体和淋巴结组织。

（1）扁桃体、鼻甲、牙龈、舌表面、咽喉部黏膜、腮腺及小脑摄取 ^{18}F-FDG较高。舌部肌肉摄取FDG较少，颈髓隐约显影。口咽部横断面牙龈和腮腺可见放射性摄取增高，双侧腭扁桃体对称性摄取增高。舌根处横断面可见下颌下腺和舌下腺显影。冠状面可清晰看到腭扁桃体与舌扁桃体组成的咽淋巴环（Waldeyer淋巴环）呈“U”字形放射性摄取增高影。在喉咽区梨状窦也有明显的 ^{18}F-FDG摄取。甲状腺、肌肉与骨骼影像较淡（图2-3、图2-4）。

（2）生理性摄取：由于正常组织如肌肉、腺体、淋巴组织、脂肪及黏膜等生理性摄取的存在使得PET对颈部病变的评价变得复杂。相似的问题同样存在于正常解剖结构已被破坏的术后患者的评价中。医生常常通过左右是否对称以区分生理性或病理性的 ^{18}F-FDG浓聚，但对称性的表现并非辨别生理性摄取的可靠标志。术后患者通过对称性判断是否为生理性摄取则更不可靠。

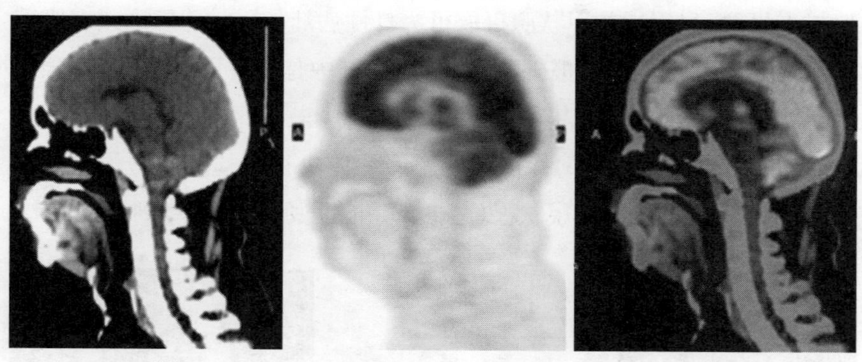

A. CT影像　　B. PET影像（同一层面）　　C. 融合影像

图2-3　头颈部^{18}F-FDG PET/CT矢状断面影像

可观察：额窦、侧脑室、脑桥、蝶窦、蝶骨体、鼻甲、小脑半球、脊髓、椎体、棘突、环状软骨

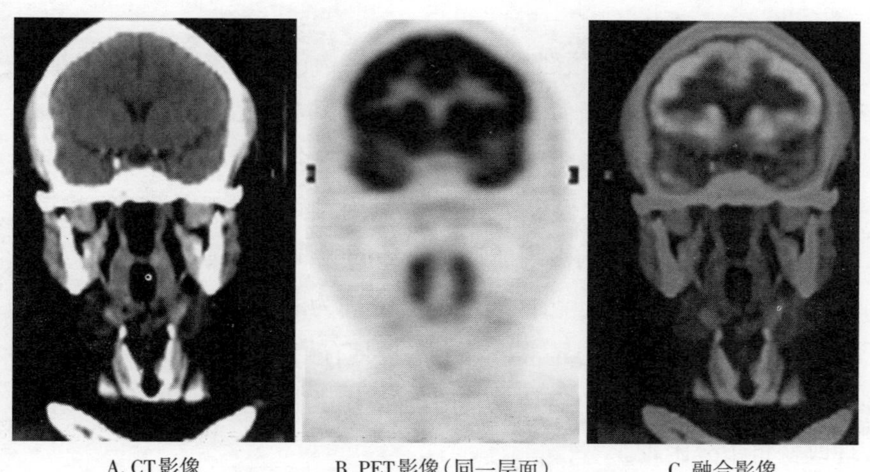

A. CT影像　　B. PET影像（同一层面）　　C. 融合影像

图2-4　头颈部^{18}F-FDG PET/CT冠状断面影像

可观察：侧脑室、下颌骨、甲状软骨、鼻咽、口咽、喉咽

（3）甲状腺：具有各种不同的表现如弥漫性、局限性、不均匀性摄取或无摄取，局限性的甲状腺摄取可为良性病灶如甲状腺腺瘤或者为甲状腺恶性病灶。近来有报告显示，不管检查中是否有原发病灶，局限性的甲状腺摄取可能表示为第二原发恶性肿瘤①。因此建议甲状腺结节超过10 mm或有明显不均匀性摄取的患者均应进行活检。弥漫均匀性的 ^{18}F-FDG浓聚可见于正常甲状腺（图2-5）和部分弥漫性甲状腺肿患者。

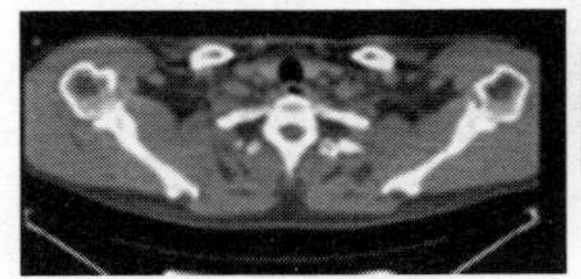
A. CT影像

B. PET影像（同一层面）

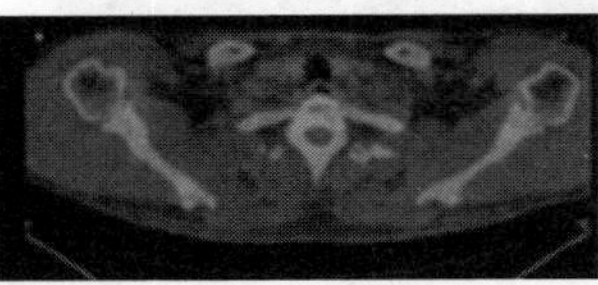
C. 融合影像

图2-5　甲状腺 ^{18}F-FDG PET/CT横断面影像

可观察：甲状腺、左右颈内静脉、左右颈总动脉、左右锁骨、左右肱骨、左右肩胛骨、胸椎、气管、食管

（4）淋巴组织：头颈部有较多的淋巴结构包括咽淋巴环、淋巴结和淋巴通路。头颈部的任何淋巴结构都可见不同程度生理性 ^{18}F-FDG摄取，主要由于至少一部分巨噬细胞和淋巴细胞会浓聚 ^{18}F-FDG。在多数病例中淋巴组织的摄取很容易识别，尤其为对称性表现时，但恶性病变或增生也可以有相似的表现。咽淋巴环的摄取常常是非对称的，良性病变如炎症也是如此。恶性病变通常表现为非对称性 ^{18}F-FDG摄取，伴有或无明显解剖结构异常。对于本身具有 ^{18}F-FDG高度摄取的解剖结构如扁桃体等内部的病灶或其邻近结构，鉴别生理性代谢活性与病理改变将十分困难。

① 资料来源：Khang A R, Cho S W, Choi H S, et al., 2015. The risk of second primary malignancy is increased in differentiated thyroid cancer patients with a cumulative 131I dose over 37 GBq. Clin Endocrinol (Oxf), 83(1): 117-123.

2.2.4　棕色脂肪组织

一些脂肪组织，主要是棕色脂肪组织，对 ^{18}F-FDG具有高度摄取倾向，摄取程度与淋巴结病灶相仿。这些摄取 ^{18}F-FDG的棕色脂肪组织主要分布于下颈部、双侧锁骨区以及脊柱旁两侧肋间隙，可以延伸至胸部。在有关棕色脂肪组织摄取 ^{18}F-FDG的机制被认识之前，大多数颈部条形、点状或局限性摄取因具有与肌肉相同的特征性表现被认为是肌肉摄取，甚至被误诊为淋巴结转移。

确定 ^{18}F-FDG摄取是否是棕色脂肪组织的方法是测量其CT值，脂肪组织的CT值通常在−50～−15Hu之间。伴随PET/CT的推广应用和认识的提高，原先的这些错误得到了纠正。

2.2.5　胸部

（1）纵隔：包括胸部大血管、肺门组织等存在轻微放射性分布。

（2）胸腺：未完全退化的胸腺可以显影，尤其是儿童。注意化疗后胸腺摄取可明显增高，常常对鉴别诊断正常胸腺和前纵隔肿瘤，尤其是淋巴瘤造成困难。

（3）心肌：心肌显影因人而异，部分病例空腹时左心室心肌可见显影。心肌细胞在空腹时多利用脂肪酸来供能，而在进食后血糖浓度增高时转变为使用葡萄糖作为能量的来源。所以一般在空腹时心肌放射性分布较为低下（图2-6），而在糖负荷情况下（检查前给予口服一定量

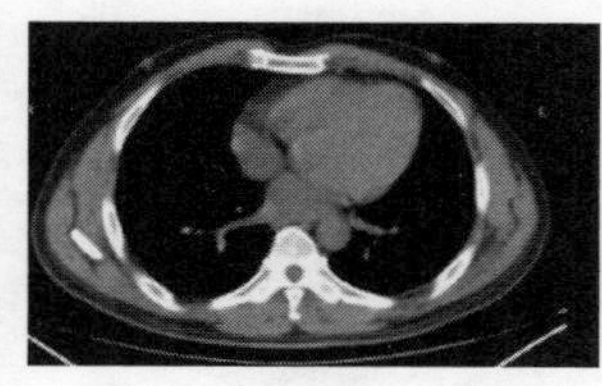

A. CT影像

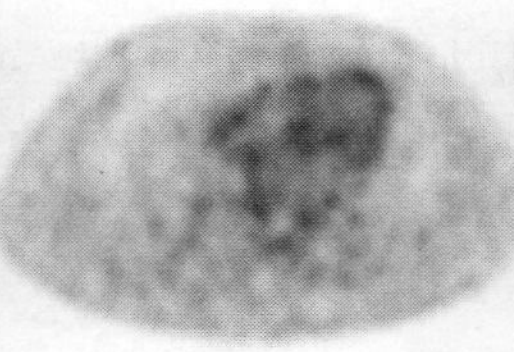

B. PET影像（同一层面）

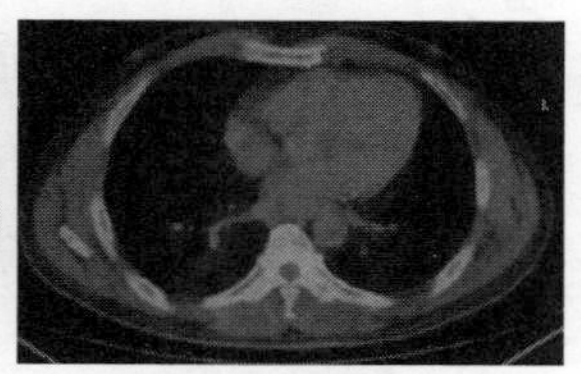

C. 融合影像

图2-6　四腔心 ^{18}F-FDG PET/CT横断面影像

可观察：胸骨、左右心房、左右心室、食管、胸主动脉、胸椎椎体、肩胛骨、肋骨、肺

的葡萄糖或进餐后）心肌明显显影，其放射性可以远远超过肝脏。纵隔血池FDG摄取较低，分布欠均匀。

（4）乳腺：双侧乳腺呈放射性轻度摄取，大致对称、分布均匀，双侧乳头摄取可稍高（图2−7）。乳腺摄取 ^{18}F−FDG程度与胖瘦、年龄、激素水平等因素有关。

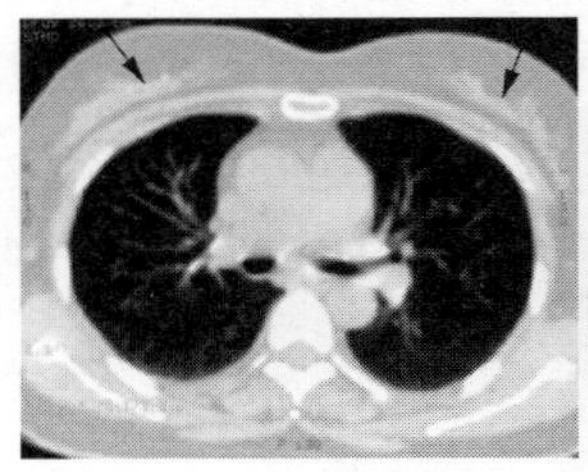

A. CT影像

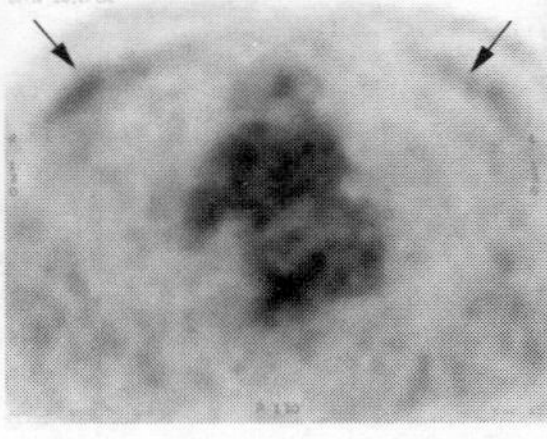

B. PET影像（同一层面）

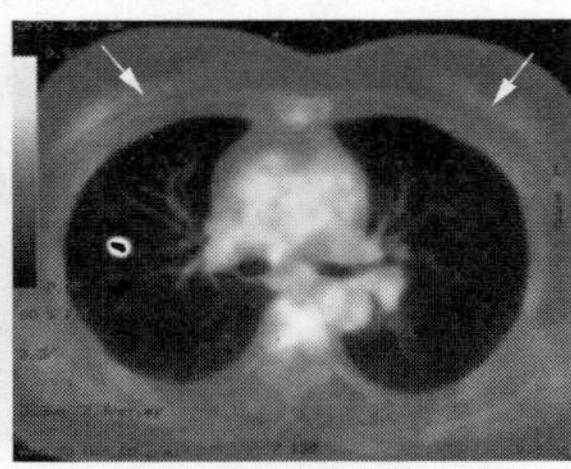

C. 融合影像

图2−7　双肺叶间裂 ^{18}F−FDG PET/CT影像（肺窗）

可观察：上腔静脉、升主动脉、胸主动脉、胸骨、左右主支气管、左右斜裂、左右肩胛骨、肋骨、胸椎、肺动脉、左右乳腺（↑）

与肝脏的放射性相比，乳腺在月经期、分泌期和排卵期的 ^{18}F−FDG摄取程度往往高于肝脏；月经增生期和绝经期多数 ^{18}F−FDG摄取程度低于肝脏。

（5）肺：双肺野清晰，FDG摄取呈本底① 水平，分布均匀（图2−7）。

2.2.6　腹部

（1）胃肠道：胃肠道的有序运动维持正常生命活动，在其中也会有一定的放射性分布，但一般是延续的、均匀的。胃肠道变异较大，可见胃的轮廓（图2−8）和肠形，借助CT的解剖信息，可帮助鉴别生理性摄

① 本底指进行某种检测（如放射性检测），没有进样时检测器测得或输出的信号值。与检测器类型和所处检测环境等因素相关。在核医学影像中指显像器官或周边组织对显像剂的非特异性摄取及血管中的放射性所致的影像。

取和病变组织。

（2）肝脏：肝脏是葡萄糖代谢的主要场所，因此在 ^{18}F–FDG PET显像中正常肝脏会有均匀性的放射性分布（图2–8、图2–9）。肝脏和脾脏显影一般较淡且均匀。

（3）脾脏：脾脏也会有放射性分布，但在正常情况下低于肝脏（图2–8、图2–9）。

（4）胰腺：正常情况下，胰腺放射性分布明显低于肝脏（图2–9）。

（5）泌尿道（肾脏、输尿管、膀胱）：肾脏及膀胱因显像剂的排泄而显影。由于部分 ^{18}F–FDG经过泌尿道排出，因此肾脏、输尿管、膀胱可见放射性分布。由于泌尿道放射性浓聚，有时会掩盖这些部位的肿瘤而造成假阴性。

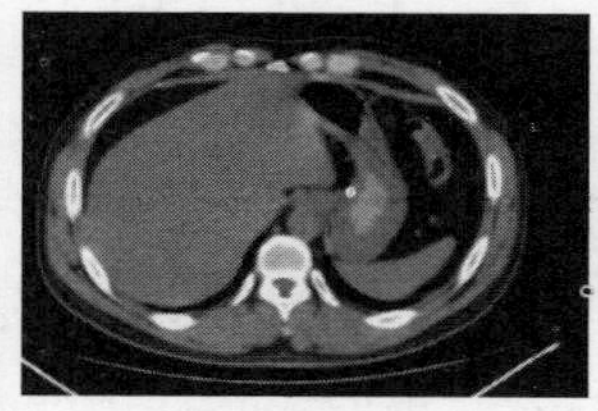

A. CT影像

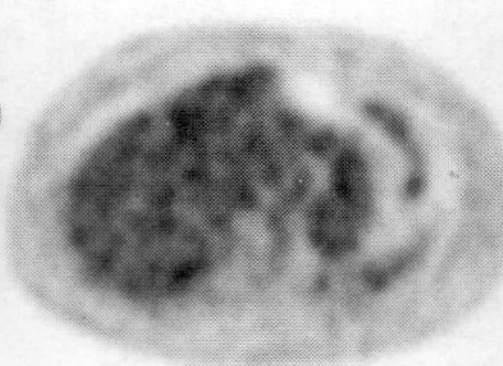

B. PET影像（同一层面）

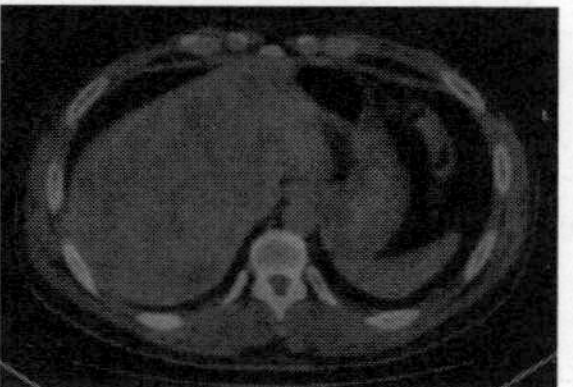

C. 融合影像

图2–8　肝脏、胃体 ^{18}F–FDG PET/CT横断面影像

可观察：肋骨、肝脏、椎体、结肠、胃、腹主动脉、脾脏

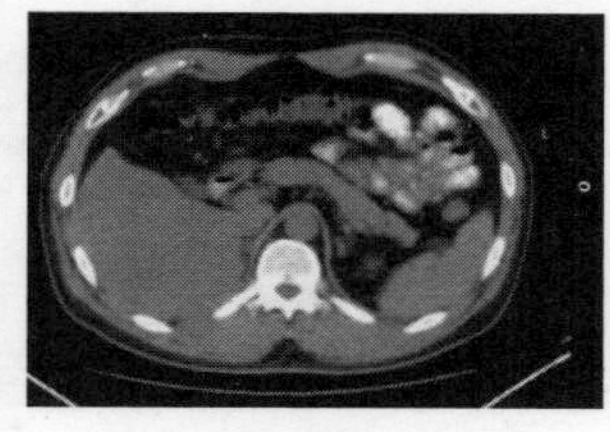

A. CT影像

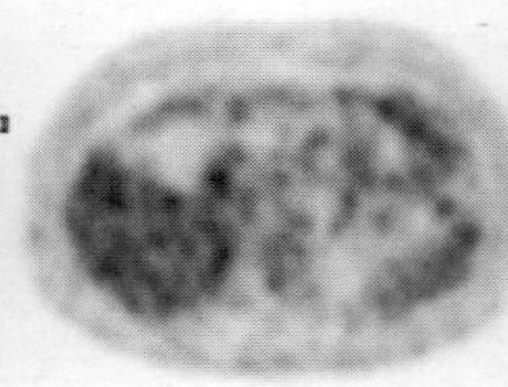

B. PET影像（同一层面）

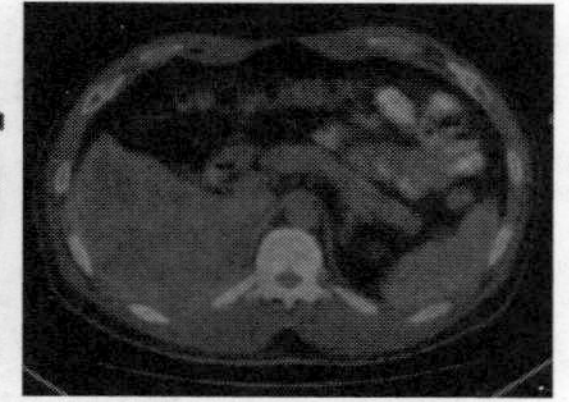

C. 融合影像

图2–9　肝脏、脾脏、胰腺 ^{18}F–FDG PET/CT横断面影像

可观察：肠道、下腔静脉、肝右叶、腰椎、肋骨、胰腺、腹主动脉、脾脏、背阔肌

2.2.7　肌肉

肌肉，尤其是处于活动状态的肌肉，都可有放射性分布。通常情况下肌肉组织的^{18}F–FDG摄取可以通过其特有的条索形表现与恶性淋巴结相鉴别。

然而，肌肉常常也会出现许多局限性摄取，一般为肌腱摄取^{18}F–FDG，有时需要与异常淋巴结相区别。在PET显像上这些摄取则较容易地被定位于带状的肌肉组织。仔细判读所获得的所有三个方位的断层影像对于避免误诊至关重要。一些口咽、鼻咽部以及舌的肌肉显示为弥漫性或局限性左右对称的生理性^{18}F–FDG摄取，此外在摄取期间说话过多或咳嗽也可以导致咽括约肌及声带的^{18}F–FDG摄取增高，近期的治疗损伤如放疗、手术均可导致明显的肌肉^{18}F–FDG摄取，当上述区域出现非对称性摄取时可能被误认为恶性病灶，但在PET/CT融合影像上则较容易鉴别。

2.2.8　其他

（1）生殖腺：子宫、卵巢、睾丸等有一定的放射性分布。在婴幼儿，正常卵巢可以表现为^{18}F–FDG摄取增高。子宫和卵巢的生理性摄取（图2–10）：正常卵巢和子宫摄取^{18}F–FDG随月经周期而改变，绝经前妇女卵巢和子宫内膜^{18}F–FDG摄取主要发生在月经周期的卵泡期后期到

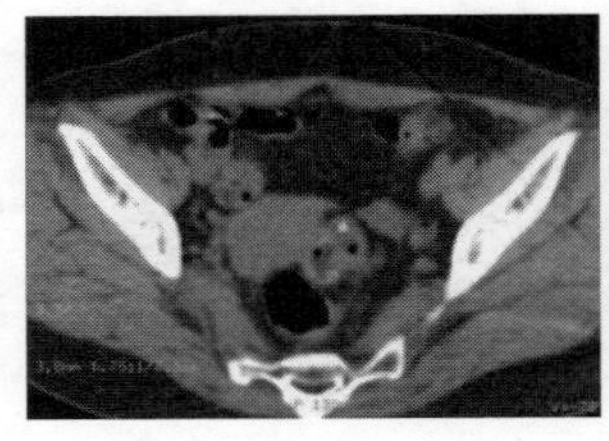

A. CT影像

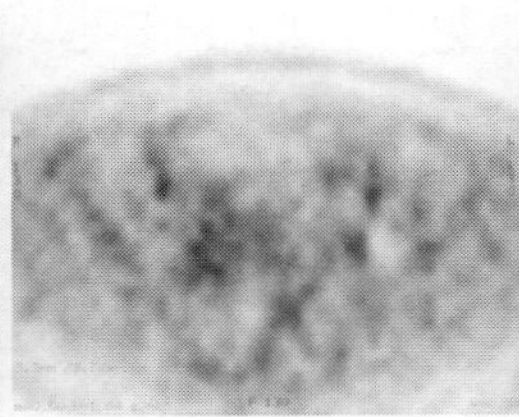

B. PET影像（同一层面）

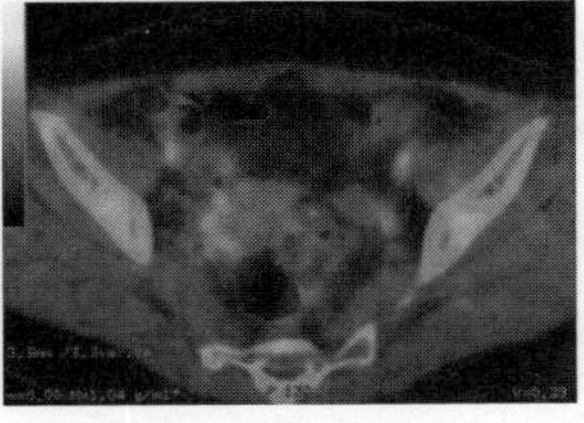

C. 融合影像

图2–10　女性盆腔^{18}F–FDG PET/CT横断面影像

可观察：结肠、子宫、腹直肌、髂肌、左右髂骨、直肠、尾骨、臀大肌

黄体期早期，绝经后妇女不存在生理性摄取。建议育龄期妇女在月经数天之后或1周之前接受检查。

（2）骨髓：骨髓尤其扁骨有一定放射性分布。

2.3 注意要点

（1）注意鉴别术后改变和治疗后改变：了解手术史、治疗经过，治疗时间及术后的并发症情况对判断^{18}F-FDG摄取的性质十分重要。手术可以引起周围组织不确定的炎症反应，关于炎症区域的^{18}F-FDG摄取增高有较多报道。

（2）其他需要重视的情况：包括外伤、炎症情况、静脉注射药物外漏与淋巴结转移的鉴别等。

3. 异常^{18}F-FDG PET影像的判断和影像分析方法

3.1 ^{18}F-FDG PET显像检查肿瘤病变的原理和典型表现

肿瘤细胞的葡萄糖代谢非常旺盛，肿瘤细胞因为生长速率高和糖酵解增强，摄取FDG增高。通过PET体外检测可以显示病灶部位的异常放射性浓聚，表示该部位葡萄糖代谢增强，提示肿瘤病变的可能。

由于几乎97%～98%的肿瘤细胞葡萄糖代谢都异常增强，因此肿瘤等病变在^{18}F-FDG PET显像中表现为病灶部位放射性的异常集聚（图3-1）。

在熟悉正常^{18}F-FDG PET影像的基础上，如果在正常放射性分布以外发现存在放射性分布的“热区”，就要考虑是否存在肿瘤等病变。

3.2 影响肿瘤细胞摄取^{18}F-FDG的因素

与葡萄糖代谢有关的酶活性和表达水平的改变会影响肿瘤细胞摄取^{18}F-FDG的程度，如葡萄糖转运体（GLUT）表达水平和己糖激酶（HK）活性增加，以及G-6-P活性降低。

肿瘤细胞对^{18}F-FDG的摄取同时也受到其他一些病理生理因素的影响，如局部血流量、乏氧、坏死和肿瘤周围炎症反应、激素、表皮生长

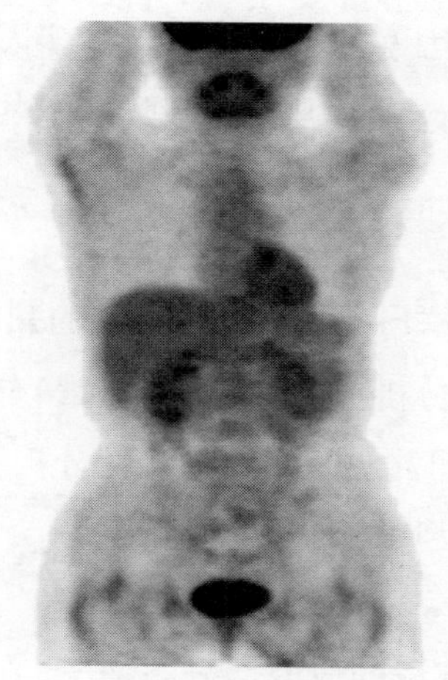

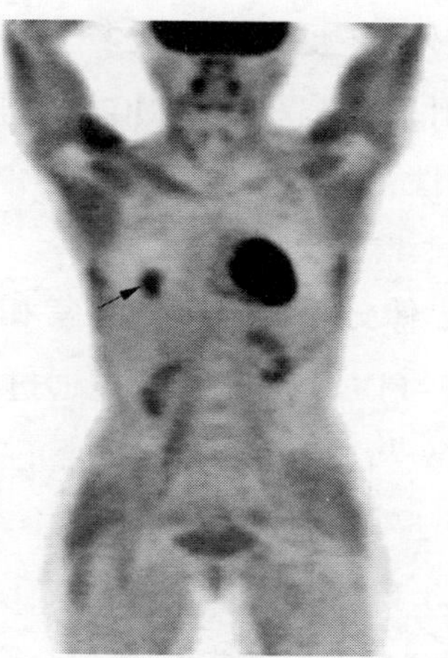

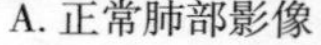

A. 正常肺部影像　　　　B. 肺部肿瘤影像

图3-1　肺部肿瘤 ^{18}F-FDG PET影像典型表现

肿瘤细胞的葡萄糖代谢非常旺盛，^{18}F-FDG PET影像表现为病灶部位放射性异常浓聚（右肺）（↑）

因子（EGF）等。乏氧诱导肿瘤的侵袭性，增加其代谢的潜能，促进其发生并降低其对放、化疗的疗效，乏氧对肿瘤细胞GLUT含量起促进作用。在缺氧情况下，我们有时没有能力辨别是肉芽肿成分细胞还是肿瘤细胞摄取FDG。另外，FDG聚集的数量也反映了肿瘤内存活细胞的数目。阐明肿瘤的乏氧与存活细胞的数目这两方面因素对解释FDG高摄取的影响是必要的。

目前也有证据表明正常细胞和肿瘤细胞中与葡萄糖代谢有关的基因表达水平存在差异①。

因此，肿瘤细胞对 ^{18}F-FDG的摄取除了受到肿瘤细胞本身特性的

① 资料来源：Reinfeld B I, Madden M Z , Wolf M M, et al., 2021. Cell-programmed nutrient partitioning in the tumour microenvironment. Nature: 1-7.

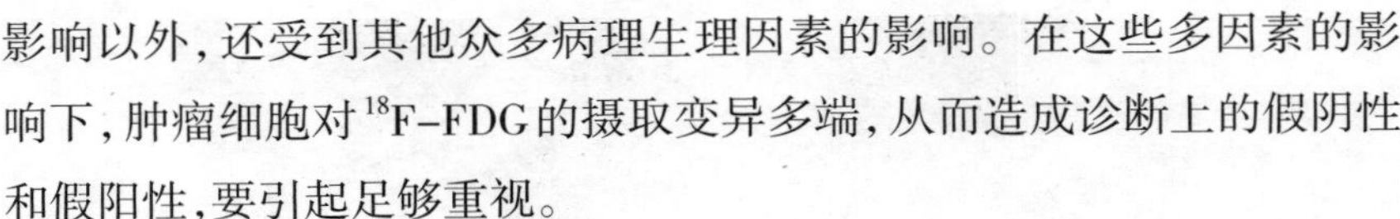

影响以外，还受到其他众多病理生理因素的影响。在这些多因素的影响下，肿瘤细胞对^{18}F-FDG的摄取变异多端，从而造成诊断上的假阴性和假阳性，要引起足够重视。

3.3 影像分析方法——正常和异常^{18}F-FDG PET影像的判断

^{18}F-FDG PET显像可以通过定性分析法和定量（半定量）分析法进行影像分析，以确定影像是否正常。目测法是主要的定性分析法，而定量分析法有多种，我们选择其中经常使用的几种进行介绍。

3.3.1 定性分析法——目测法

通过目测各个断层层面全身各部位的放射性分布情况，在熟悉正常生理性摄取的基础上，注意是否存在异常放射性分布——是否存在放射性稀疏、缺损灶（“冷区”）和异常放射性浓聚灶（“热区”），并注意与生理性摄取或炎症等良性病变导致的假阳性摄取区分，必要时行延迟显像。目测法是最基本的影像分析方法。目测过程中有时需要以肝脏摄取的放射性浓聚作为参照，将脏器与肝脏或其他特定部位的放射性浓聚程度进行对比。

对于胸部病灶，一般将病灶的放射性摄取程度与纵隔血池的摄取程度进行比较，分为4级：1级，未见放射性摄取；2级，轻度放射性摄取，摄取程度低于纵隔血池；3级，中度放射性摄取，摄取程度与纵隔血池相似；4级，明显放射性摄取，摄取程度高于纵隔血池。4级提示恶性病灶，1级提示良性病灶，2～3级提示病灶倾向于良性，但需结合其他病史资料综合考虑。

3.3.2 半定量分析法

（1）标准摄取值：标准摄取值（standard uptake value，SUV）是描述示踪剂在体内感兴趣区分布的半定量参数。SUV可以看作是局部组织或病灶的放射性摄取与全身平均摄取之比。这是目前最常用的评价病灶FDG摄取程度的半定量分析指标。

由于局部组织或病灶摄取FDG的绝对量不仅取决于其葡萄糖代谢率，还受引入体内的FDG活度及个体大小的影响，因此局部的FDG摄取程度需要用后两者进行标准化。SUV是单位重量(或体积)组织显像剂的摄入量与单位体重显像剂注射量的比值：

$$\text{SUV}=\frac{\text{组织或病灶的比活度(MBq/g)}}{\text{注射活度(MBq)/受检者体重(g)}}$$

其中，组织或病灶的比活度可以在断层影像上用划取感兴趣区(ROI)技术获得(计数/g)，经时间衰变校正和已知活度转换系数转换为注射时的放射性比活度(MBq/g)。

SUV易于应用，并且较为客观，有助于不同个体之间及同一个体多次显像之间的比较。在临床上，^{18}F-FDG PET显像一般以SUV=2.5作为区分良性、恶性病变的分界值。

目前普遍认可肺部肿瘤SUV ≥ 2.5为恶性诊断标准，SUV < 2.5倾向良性诊断。身体其他部位有些肿瘤SUV ≥ 2.0即可诊断为恶性。但是，SUV不能作为诊断肿瘤的唯一依据，影响SUV的因素很多，任何诊断都必须紧密结合临床。

利用仪器厂家提供的相应软件测定SUV，在操作上较为简单。影响SUV的因素包括受检者体重、血糖水平、注射计量的正确性、注射后至显像的时间、感兴趣区的大小、部分容积效应、采集模式，以及影像重建所用的滤波函数、截止频率和衰减校正等，这些因素可通过规范化消除影响。注射FDG时的血糖浓度是影响SUV测定的一个重要因素，注入的FDG与体内葡萄糖存在竞争性抑制关系，血糖增高将使病灶摄取FDG减低，SUV降低。另外，对于病灶直径小于1.0 cm的恶性病变，SUV难以精确测量或者放射性摄取无增高，这一现象被称为"容积效应"。

因此在应用SUV时，要考虑到各种影响因素，并尽量减少其影响。随着经验的积累，目前认为仅靠SUV来判断良性、恶性病变有明显的局限性，SUV只能作为鉴别病灶良性、恶性的一个重要参考指标，并不能绝对化，需要结合病灶的位置、大小、形态学特征、病变的数量及病灶内放射性分布情况，结合病史及其他临床资料进行全面综合分析，以便做出准确诊断。

（2）放射性分布比（T/B）：即靶组织（T）与本底（B）放射性的比值。利用感兴趣区（ROI）技术计算靶组织与本底，或与对侧组织，或与特定的对照组织的放射性分布比，可作为PET的半定量分析指标（尤其在获得SUV有困难或SUV偏低时）。

（3）PET/CT（或PET/MRI）综合分析法：PET/CT（或PET/MRI）兼有PET和CT（或MRI）的优势，在对PET影像进行分析的同时可参考CT（或MRI）影像及PET/CT（或PET/MRI）融合影像，结合CT（或MRI）提供的解剖信息对PET上的高浓聚灶进行定性和定位，必要时可行CT后处理如多平面重建、仿真内窥镜，以及不同系列的MRI扫描等，以获得更多的诊断信息。

3.4 注意要点：并非所有葡萄糖代谢增高都是肿瘤病变

所有具有活力的细胞均需要葡萄糖作为能量供应，因而FDG的摄取并不是特异的。了解和认识FDG这一显像剂的局限性，可使临床医生更好地理解检查结果。

肿瘤细胞因为生长速率高和糖酵解增强，因而摄取葡萄糖和FDG

增高。但是其他快速生长的正常细胞葡萄糖代谢也非常活跃，因而葡萄糖代谢率高只是细胞增生活跃的一个表现，而不能作为良性、恶性病变的绝对指标。

因此，应该认识到，^{18}F-FDG PET显像在某种程度上可能是诊断肿瘤的灵敏方法，但其特异性并不一定很好。

例如，卵巢分泌的激素，尤其是雌激素（E_2），促进葡萄糖转运体（GLUT）的表达，可增加糖酵解、促进三羧酸循环刺激葡萄糖代谢。因此，在一些生理周期中卵巢、子宫有可能会表现为局部葡萄糖代谢增高。

所以，不能简单地把葡萄糖代谢增高作为肿瘤的代名词。并非所有葡萄糖代谢增高都是肿瘤病变。一些良性病变和生理性改变也可引起葡萄糖代谢增高，使^{18}F-FDG PET显像的特异性下降。

4. PET与CT、MRI的姻缘

早在20世纪90年代，PET与CT、MRI都已经分别应用于医学诊断领域，并各自显示了技术上的优势。PET可显示病变的生理、生化信息，检测灵敏度高，但存在解剖结构不够清晰的缺陷。CT和MRI为形态学检查，能精确显示解剖细节。是否能取CT或MRI之长，补PET之短？

与此同时，由于计算机技术的发展，一项新的技术——影像融合为PET和CT或MRI的联姻提供了可能。

4.1 影像融合的概念

影像融合（image fusion）是将两幅或多幅影像中的信息综合到一幅影像中形成一个新的影像模式的技术。融合影像能更完整、更精确地体现两幅或多幅影像中有效信息，得到互为补充信息的影像，从而改善影像质量。

PET影像提供了人体相应部位的病理生理及功能信息，但对组织解剖结构信息反映较差；而CT、MRI影像可较清晰地反映组织结构和解剖信息。将这二种模态的影像进行融合，可较全面地反映患者的解剖结构、功能等综合信息，使病灶或感兴趣的部位有明确的可视性（图4-1），有助于临床诊断、放疗计划制订及计算机模拟手术等。

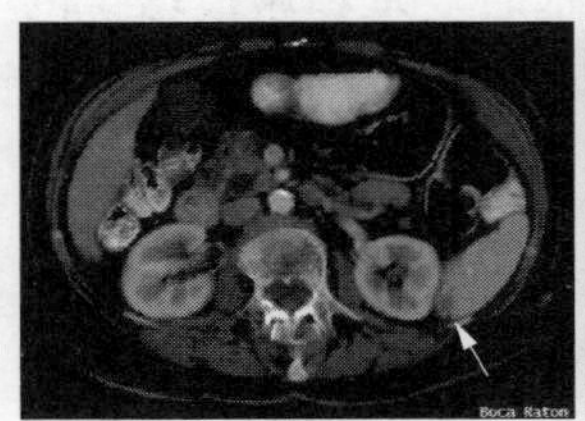

A. CT影像

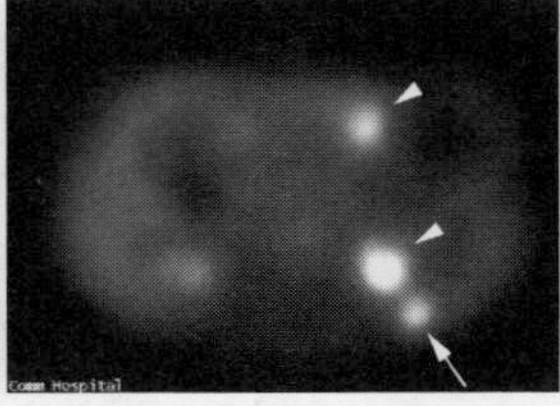

B. PET影像（同一层面）

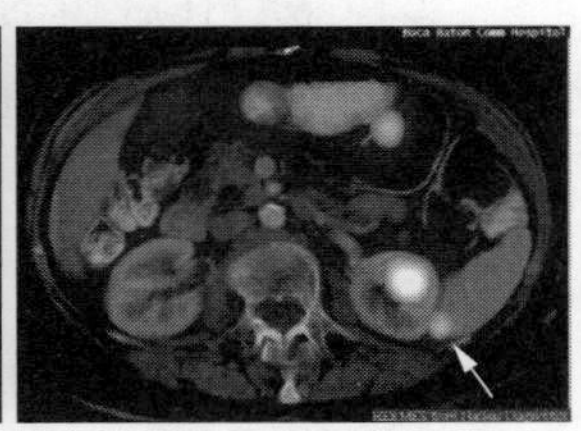

C. 融合影像

图4-1　CT影像与PET影像的影像融合

A. 可见脾脏的低密度灶；B. 可见数个异常放射性浓聚灶，但解剖位置不十分明确；C. 将图A、图B进行融合，直观显示脾脏肿瘤病灶（↑）和肾脏、腹腔转移灶（▲）

影像融合包括异机影像融合和同机影像融合。异机影像融合是让受检者先（或后）进行一次CT或MRI扫描，然后再（或先）进行一次PET扫描，利用软件将各自独立获得的PET影像与相同部位的CT或MRI影像进行融合，其准确性和精确性欠佳，操作较烦琐而且准确性较差。因为两次单独的扫描很难做到受检者的身体位置不发生变化，身体位置的细微差别必然造成再次扫描时受检者体内的器官发生移位，这会使两种检查结果无法准确配对。而PET/CT或PET/MRI同机影像融合不需要移动受检者就可在同一仪器上分别采集PET与CT或MRI两种影像，然后对同一部位的两种影像进行影像融合，使影像更加直观，解剖定位更加准确。真正实现了解剖结构影像与功能、代谢、生化影像的实时融合，也弥补了核医学影像分辨率差的缺陷，成为影像医学的发展方向之一。

4.2　影像融合的应用

目前，影像融合的主要应用方式是将PET或单光子发射计算机体层仪（SPECT）与CT或MRI影像相融合，使之兼有显示功能与细微解剖结构的特点，其范围涉及临床诊断和基础性研究。

影像融合在肿瘤的早期诊断、早期治疗及术后复发和瘢痕增生的鉴别等方面尤为重要，已有大量应用于结肠癌、乳腺癌、淋巴瘤、卵巢癌、肺癌、胰腺癌、肾癌、肝癌和颈部肿瘤等的诊断和疗效评价的研究报道。影像融合也可用于核素治疗剂量的评估、放疗范围的确定等方面。在脑显像中，影像融合广泛地应用于脑血流、代谢和受体研究，如癫痫病灶的定位诊断、脑肿瘤的诊断、脑梗死病灶的诊断和评价等。

4.3 PET/CT和PET/MRI的特点

4.3.1 何为PET/CT（PET/MRI）?

近年在PET仪的基础上，再在同一个仪器上配准一个CT成像系统（或MRI成像系统），构成了一台全新的成像仪器——PET/CT（或PET/MRI）仪。这台仪器中PET和CT（或MRI）共用同一组机架、同一套检查床，使用统一的影像采集和影像处理工作站等整体设备，在一次检查中完成PET和CT（或MRI）两种检查，除了能够分别获得两种显像各自的检查信息外，并且实现了这两种影像的同机影像融合，把PET的功能代谢信息和CT或MRI的精确解剖定位信息有效整合，进一步提高了诊断疾病的特异性、灵敏度和精确度。通过PET和CT（或MRI）的共同检测，还可以对病灶进行精确定位。PET/CT和PET/MRI目前已成功应用于临床。我国目前已经有多种国产的PET/CT仪和PET/MRI仪。

4.3.2 为什么要在PET仪上加CT或MRI？

一如前述，PET是最尖端的医学影像学诊断设备之一，它利用放射性核素示踪原理来显示体内的生物代谢活动，从体外对人体的代谢物质或显像剂的变化进行定量、动态检测，提供功能和代谢的信息。这是其他检查方法无法做到的。但是，核医学的显像方法包括PET显像也有一些不足之处，如其解剖分辨率不是太高、在某些情况下对病灶或器官的定位不如其他影像学检查方法。

而CT对解剖结构的高分辨率和精确定位能力是有目共睹的，同样，MRI除了具有对解剖结构的高分辨率和精确定位能力，还可以运用多种系列。把PET和CT（或MRI）整合在同一台仪器上，二种设备相互取长补短，发挥各自的优势，既能体现代谢的特点又具有很高的分辨率和定位性能。因而PET/CT（或PET/MRI）应运而生。PET/CT（和PET/MRI）仪是最先进的正电子发射计算机断层显像仪和先进的高分辨影像设备结合在一起的大型功能代谢与分子影像一体化诊断设备，同时具有PET和CT（或MRI）的检查功能，达到真正意义上的优势互补。一次检查能同时提供病变的解剖结构和功能、代谢改变的信息，明显提高了诊断疾病的准确性，明显优于单纯PET或单纯多排CT和MRI。因此有人说1加1远远大于2。

4.4 PET/CT的补充知识

4.4.1 CT在PET/CT中的作用

PET/CT中的CT起着重要的作用，最主要的有以下两点。

（1）精确定位作用：尤其是对于较小的病变。PET使用的显像剂被靶组织摄取，但周围的非靶组织摄取非常少，往往不足以形成解剖参照。而PET/CT中的CT完全胜任各器官和病灶的精确定位。这种定位作用通过影像融合能非常完美地实现。

（2）用于影像的衰减校正：由于PET需要把显像剂引入体内，这些显像剂根据血流、代谢的特性到达特定的器官或组织。这时放射性从体内射出，但是会受到身体各种组织的遮挡而衰减。通过CT的扫描取得身体组织的结构和密度等参数，利用这些参数对被组织衰减掉的放射性进行补偿，恢复原先的状态，这就是PET的衰减校正。PET的衰减校正非常重要，没有进行衰减校正的影像有可能存在伪影和失真，引起诊断上的假阴性和假阳性。

使用CT扫描的数据对PET进行衰减校正，还可以将扫描时间缩短20%～30%。PET/CT中的CT在心脏、血流检查中的作用将在后文进行介绍。

PET/CT兼有PET和CT的优势，在对PET影像进行分析的同时可参考CT影像及PET/CT融合影像，结合CT提供的解剖信息对PET上的高浓聚灶进行定性和定位，必要时可行CT后处理如多平面重建、仿真内窥镜等，提供更多的诊断信息。

此外，PET/CT中的CT也能提高电量作为诊断性CT，在检查过程中的扫描信息被用来进行疾病诊断，尤其是全身扫描往往获得以往未能注意的一些细节。但目前PET/CT中的CT多为低剂量CT（平扫），主要作用还是以提供PET定位和衰减校正为主。

4.4.2 PET/CT中同机CT的局限性

（1）常规为平扫，而不是增强扫描，诊断信息有限，不能完全代替诊断性CT。

（2）同机CT采用的是低剂量X线。

（3）CT扫描时受检者未屏气，取平静呼吸，双下肺底有一定的伪影。

4.5 PET/MRI的补充知识

4.5.1 PET/MRI仪的研制与应用

PET/MRI的开发始于20世纪90年代中期，开始于小动物系统的设计。直到2006年才获得了第一幅人脑PET/MRI影像。2006年11月底，美国田纳西州Krroxvivle医学中心用西门子PET/MRI仪进行了全球首例PET/MRI同步采集的影像融合。解决了衰减校正的问题后，2010年9月以后日趋成熟的商品化仪器实现PET和MRI两种技术的优势互补。在神经系统研究中，通过PET/MRI可以分析功能变化对传导区域的递质释放、受体占有率和代谢的影响，实时反映脑活体解剖与生理生化的变化状态，从分子水平多角度研究，促进对包括血管性病变、脑肿瘤、神经退行性病变、精神障碍等在内的各种神经系统疾病的新认识。PET/MRI的研究课题和临床应用十分广泛，成为分子影像学的全新平台。

鉴于MRI具有理想的软组织对比度，灵活的扫描技术和多序列成像技术（包括弥散加权成像、灌注加权成像、波谱分析等），将PET系统与MRI系统结合将有力促进医学影像学的发展。

4.5.2　MRI的优点与应用

（1）MRI的优点：MRI对显示软组织结构具有很高的分辨率。它的主要优点是：① 高对比度。软组织对比度高，能很好区分脑的灰、白质和神经核团；不用造影剂显示心脏、大血管；直接显示关节软骨、肌肉、椎间盘、半月板等；提供多种成像参数。② 反映分子生物学和组织学特征。③ 空间分辨率高，无骨伪影。④ 无辐射损伤，安全。

（2）MRI的应用：

1）首选（具有独特优势）病变：脑梗死、脑脊髓病变、关节、骨髓病变。

2）常用（补充信息）病变：肝、胆、胰疾病的鉴别诊断。

3）选用（辅助作用）病变：纵隔病变、肺部病变。

MRI适用于：① 神经系统、五官（如血管病变、感染、肿瘤、外伤、白质病变、先天畸形等）。② 骨骼、关节、软组织的各类病变。③ 消化系统，肝、胆、脾、胰腺(空腔器官适应于做内窥镜或钡餐透视)。④ 循环系统，心脏、大血管、脑血管、颈部血管、肾血管、下肢血管等。⑤ 呼吸系统，纵隔病变、肺部病变(不及CT敏感)。⑥ 泌尿生殖系统，肾、输尿管、膀胱、子宫、前列腺。

(3) 进行MRI检查的注意事项：要去除身上的金属物件。

(4) 装有心脏起搏器的患者可以进行MRI检查吗?

2004年，《美国心脏病学会杂志》上的一篇文献称装有心脏起搏器者可进行MRI检查，研究者在54名装有心脏起搏器的患者中进行了62次MRI检查，均无异常情况[①]。2017年，《新英格兰医学》上的一篇文献报道称有学者在1 509名装有心脏起搏器的患者中进行了2 103次MRI检查，以评估其安全性，结果都没有发生临床意义的不良事件[②]。

但是，我国的诊疗常规规定装有心脏起搏器的患者绝对不能进行MRI检查，建议装有心脏起搏器的患者在进行MRI检查前咨询放射科医师，并告知心脏起搏器型号。

(5) 安置心脏支架的患者能进行MRI检查吗?

一般情况下，安置心脏支架4～8周后可以进行MRI检查。

---

① 资料来源：Martin E T, Coman J A, Shellock F G, et al., 2004. Magnetic resonance imaging and cardiac pacemaker safety at 1.5-Tesla. J Am Coll Caridiol, 43(7): 1315-1324.

② 资料来源：Nazarian S, Hansford R, Rahsepar A A, et al., 2017. Safety of Magnetic Resonance Imaging in Patients with Cardiac Devices. New England Journal of Medicine, 377(26): 2555.

5. PET/CT检查的辐射剂量和安全性评估

先进的医学分子影像设备PET/CT（和PET/MRI）仪已经广泛应用于临床，它在肿瘤分期和分化程度鉴别、肿瘤早期诊断和鉴别诊断、判断肿瘤复发、指导肿瘤治疗方案、肿瘤治疗疗效评价和预后评估等方面得到广泛应用，并且在多种神经系统疾病、心脏疾病的诊断治疗评估等方面具有优势，获得临床广泛应用。

然而，PET/CT检查的辐射问题，使一部分人对这项检查产生恐惧心理。本章我们就来讨论一下PET/CT检查的辐射剂量来自何处，辐射剂量又有多大、辐射对人体会产生多大的影响等，从而认识PET/CT检查的安全性。

5.1 PET/CT检查的辐射来源与辐射剂量

5.1.1 PET/CT检查的辐射来源

PET/CT检查的辐射来源主要来自两个方面：① PET检查时所使用的显像剂；② CT扫描所经受的辐射剂量。PET/CT的辐射来源是这两种辐射的总和。

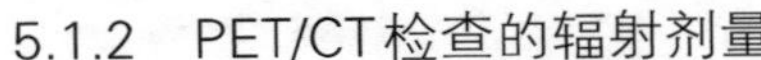

5.1.2 PET/CT检查的辐射剂量

判断辐射的安全性，必须了解其辐射剂量有多大，并了解其生物效应。

在这里，我们要引入辐射剂量单位——毫希（mSv，曾称毫西弗）。毫希（mSv）可反映各种射线或粒子被吸收后引起的生物效应强弱的辐射剂量，其国际标准单位是希（Sv）。每千克（kg）人体组织吸收1焦耳（J），为1希（Sv），即1 Sv=1 J/kg。Sv是个非常大的单位，因此通常使用mSv（1 mSv=0.001 Sv）。

1 mSv辐射到底是多大？联合国原子辐射效应委员会（UNSCEAR）公布的资料显示：地球上每人每年平均会接受来自天然放射性核素的辐射剂量约为2.4 mSv（范围为1～13 mSv）①。我国规定一名医院放射科医务人员，每年接受的辐射接受剂量不能超过20 mSv。

5.1.3 PET检查注射的显像剂所产生的辐射剂量

本书PET检查使用的显像剂主要为^{18}F-FDG，其辐射来自^{18}F（^{18}氟）。^{18}F发射正电子，正电子发生湮没辐射后产生高能γ射线，对人体有一定辐射，辐射剂量约为2.1×10^{-2} mSv/MBq。

PET检查所使用的显像剂的用量与体重相关，体重重的人用得多，但一般差别不大。一般一次检查使用222～296 MBq，即患者接受一次PET/CT检查，其中PET扫描产生的辐射剂量为4.6～6.2 mSv。以往的仪器，通常PET/CT检查一次注射显像剂所产生的辐射剂量也接近这个范围。随着设备的更新换代，近年来较新的PET/CT仪，灵敏度大幅提升，可有效地降低显像剂的注射剂量，甚至达到原剂量的一半或以下，显像剂产生的辐射剂量约为3.5 mSv，降低到原来的二分之一。显像剂

① 资料来源：Mettler F A, Sinclair W K, Anspaugh L, et al., 1990. The 1986 and 1988 UNSCEAR (United Nations Scientific Committee on the Effects of Atomic Radiation) Reports: Findings and Implications. Health Phys, 58(3): 241–250.

剂量越低，辐射剂量越小。

显像剂的底物为生理代谢物的类似物，如通常所用的^{18}F-FDG为葡萄糖的类似物，无致敏性，对人体不构成危害。使用的放射性核素^{18}F是一种超短半衰期的同位素，衰变很快，半衰期为110分钟，几个小时内就可以完全从人体内消失。通过多喝水，加速药物排泄，可适当降低接受核素的辐射总剂量。

5.1.4 CT扫描所产生的辐射剂量

PET/CT检查辐射剂量的另一个来源是CT扫描，其辐射剂量的大小取决于所采用的CT扫描模式。PET/CT检查所用CT扫描比常规CT扫描的辐射剂量要低得多。

常规PET/CT检查所进行的CT扫描系全身低剂量CT，用于PET显像的衰减校正和病灶定位。相对于诊断性CT，低剂量CT由于剂量低，其辐射也相对较低，全身低剂量CT的辐射剂量约7 mSv。而高端CT常规诊断性胸部CT的辐射剂量约8 mSv，高于PET/CT检查时全身低剂量CT的辐射剂量。

5.1.5 PET/CT中CT扫描辐射剂量与X-CT扫描辐射剂量的对比

日本医学会调查43个机构查体时X-CT扫描辐射剂量平均为10.1 ± 7.85 mSv①。老一代CT仪所产生的辐射剂量更大，一般达到18 mSv以上。PET/CT中的CT扫描一般采用更低剂量（低电流）采集，辐射剂量不到常规CT扫描辐射剂量的1/2。香港大学PET中心测定，PET/CT检查中CT扫描的有效辐射剂量女性和男性分别是7.22 mSv和7.42 mSv②。

① 资料来源：程木华．正确认识PET/CT检查的辐射安全．http://www.dyyy.xjtu.edu.cn/info/1189/9319.htm[2014-04-02].

② 资料来源：Huang B, Law M W, Khong P L. 2009. Whole-body PET/CT scanning: estimation of radiation dose and cancer risk. Radiology, 251(1): 166-174.

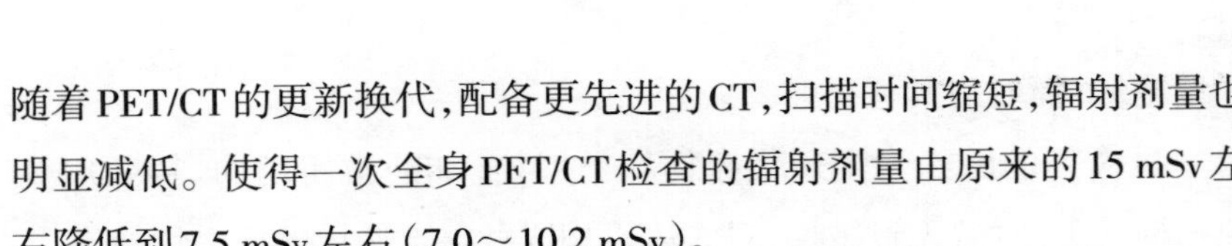

随着PET/CT的更新换代，配备更先进的CT，扫描时间缩短，辐射剂量也明显减低。使得一次全身PET/CT检查的辐射剂量由原来的15 mSv左右降低到7.5 mSv左右（7.0～10.2 mSv）。

如果使用高剂量（高电流）扫描模式或增强扫描模式，则CT扫描产生的辐射剂量可高达14.1～18.6 mSv，所以PET/CT辐射剂量的增加主要取决于CT扫描模式。常规PET/CT显像中的CT扫描一般采用低剂量（低电流）扫描模式，可疑脏器则局部采用诊断剂量扫描，以便尽量减少受检者的辐射剂量。

因此，全身PET/CT检查的总辐射剂量一般在15 mSv左右，低于常规局部增强CT扫描的辐射剂量。

为了了解PET/CT和CT检查的辐射剂量，我们引入美国食品药品监督管理局（FDA）公布的常用放射性检查及非医疗照射的有效辐射剂量（表5-1）。

必须强调，表5-1中的有效辐射剂量是15年前根据20年前或更早前发表的数据。但近十余年的技术进步已经大大减少了CT和PET扫描对受检者的辐射。制造商开发了更有效的辐射探测器和更抗噪声的影像重建软件，以减少PET/CT检查所产生的辐射剂量。

有趣的是，美国航空公司的机组人员和纽约中央火车站的工作人员每年受到的辐射比核医学工作人员还要多。这是因为，核医学工作人员接受的辐射暴露来源于放射性物质的处理及每天帮助受检者做检查时上下仪器。机组人员在洛杉矶和纽约之间飞行，在高空飞行时会受到额外的宇宙辐射。纽约中央火车站是由巨大的花岗岩建成的，花岗岩中天然存在的放射性物质使那里的工作人员每年都受到额外的辐射。因此，辐射处处存在，不必谈核色变。

表5-1 常用放射性检查及非医疗照射的有效辐射剂量*

常用放射性检查项目	有效辐射剂量(mSv/次)
全身诊断性CT	12
PET/CT中的低剂量CT	4
PET(10 mCi, ^{18}F)	7
骨扫描(20 mCi, ^{99m}Tc)	4
心肌灌注显像(20 mCi, ^{99m}Tc)	7
头颅CT	2
腹部CT	10
乳腺X线摄影(钼靶摄影)	0.2
胸部X线摄影(胸片)	0.02
常见非医疗照射	**有效辐射剂量(mSv/年)**
天然本底**	3
核医学工作人员接受的辐射	2
洛杉矶往返纽约航班的机组人员接受的辐射	3
纽约中央车站工作人员接受的辐射	3

*1Ci=3.7×10^{10}Bq

**天然本底又称自然本底，是指环境中天然存在的放射性物质或放射源产生的电离辐射。

5.2 有关辐射剂量的进一步研究

Kai Lee教授是美国核医学物理学专家，对辐射剂量学有深入研究。2019年受邀前来中国讲学，带来了他的巨著《核医学基础》(*Basic Science of Nuclear Medicine*)。上海市第六人民医院资深教授马寄晓组织人员对该书进行了翻译。下文中内容取自Kai Lee教授和马寄晓教授的讨论。

5.2.1 线性无阈值理论

大量有关辐射效应的研究催生了线性无阈模型(LNT模型)，并被用于推导剂量-效应关系。LNT模型的建立，主要外推于日本广岛、长崎原子弹爆炸幸存者癌症发生率与剂量关系。这一模型认为，任何微小的辐射剂量都有引起癌症发生的概率。

根据LNT模型，癌症的风险增加与接受的辐射剂量成正比。一个人受到的辐射越多，他晚年患癌症的风险就越大。LNT模型的图形如图5-1A所示。根据该模型，任何剂量的辐射都有风险。我们必须尽可能地降低辐射暴露。这种保护辐射的方法被称为"辐射安全防护最优化（ALARA）"原则；ALARA 原则有时被称为LNT模型的推论。

5.2.2 对线性无阈（LNT）和由其推导的剂量-效应关系的质疑

越来越多的科学证据表明LNT可能导致高估了低辐射剂量所带来的健康风险，相对较低的辐射剂量和剂量率水平所引起的健康效应在科学上存在不确定因素。加之发现了辐射的"适应性响应"现象：细胞或动物受到小剂量辐射后，可以承受更大剂量的辐射。于是有学者提出了"有阈模型"，即辐射剂量存在一个阈值，接受高于此阈值的辐射剂量，肿瘤的发生率才会增加，接受低于此阈值的辐射剂量是安全的。

学者对原子弹爆炸幸存者白血病的发生率和死亡率，与剂量的相关性采用有阈模型分析，结果显示更符合有阈模型，阈值可能在50～100 mSv。也有相关实验表明，电离辐射诱导小鼠癌症发生，有一定的阈值。

5.2.3 低水平辐射降低肿瘤发病率的现象

有人对居住在美国Handfrd核工厂下风向的居民进行了长达半个多世纪的观察，当地的辐射水平在40 mSv左右，甲状腺癌的发生率并没有增加，肺癌的发生率反而降低，这一结果引发了低剂量辐射与肿瘤关系的另一种模型——低水平辐射防癌模型[①]。这是除了LNT模型和有阈模型以外的第三种模型。

图5-1能简单阐述三种辐射致癌的模式。

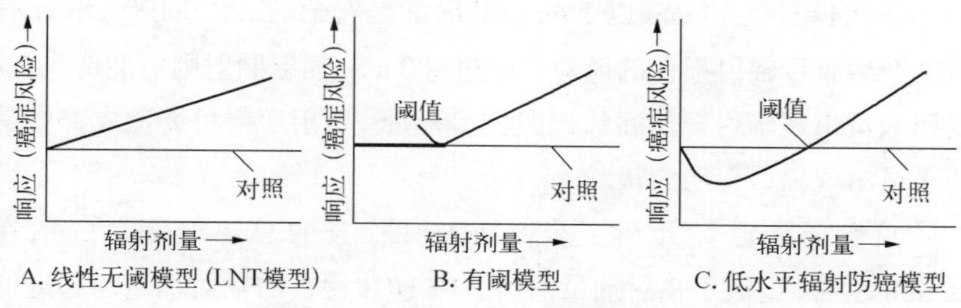

图5-1　辐射致癌的三种效应曲线

近几年有很多关于高辐射水平地区的研究报道[①]，如我国阳江，当地居民和对照组相比，辐射水平高出将近2倍，肿瘤的发生率并没有增高反而降低；印度辐射高本底地区克拉拉邦，辐射水平高达70 mSv，肿瘤发生率也比辐射低水平地区低。因此，辐射剂量在50 mSv以下范围内肿瘤的发生率与辐射水平呈负相关趋势。

低剂量辐射为什么可以引起肿瘤发病率降低？

实验和相关流行病学数据提示，低剂量辐射可以激活体内的免疫系统。低剂量辐射刺激DNA修复酶和免疫细胞活性，提高机体自然防御功能的现象，称为小剂量刺激效应。长期暴露于低剂量辐射的核工厂职业人群的全死因、全癌症死亡、所有辐射敏感实体瘤、血液及淋巴系统肿瘤的死亡率均低于一般人群。

① 资料来源：刘树铮，2008. 低水平辐射致癌效应的阈值问题. 辐射防护，28（6）：349-362.

5.2.4　引起肿瘤发生率增加的辐射剂量阈值

前文已述，辐射剂量存在一个阈值，高于这个阈值肿瘤的发生率才会增加，接受低于这个阈值的辐射剂量是安全的。

一次性接受50 mSv以下的辐射剂量是安全的，超过100 mSv才有可能产生直接辐射损伤的风险。超过500 mSv辐射照射则可能造成5%受照人员出现辐射损伤症状，超过1 000 mSv辐射照射可能造成25%受照人员出现辐射损伤症状。

我们前面已经介绍了全身PET/CT检查的总辐射剂量一般在15 mSv左右，远低于辐射剂量阈值。PET/CT检查的辐射剂量均远远低于上述安全剂量，是非常安全的医学检查。

各种辐射剂量下人体的医疗反应如图5-2所示。

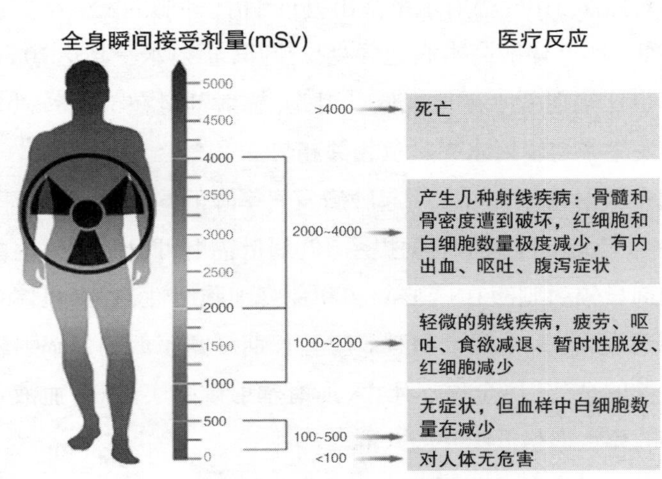

图5-2　各种辐射剂量下人体的医疗反应

5.2.5　权威机构目前认可的仍然是LNT模型

尽管LNT模型受到越来越多的质疑，但目前还是被政府和权威机构所认可。质疑该模型的学者们担心的是，这一模型夸大了低剂量辐射致癌的风险，将有更多社会资源投入并浪费在辐射防护当中，而且也会引来大众对辐射的恐慌。

在没有更好的模型来替代LNT模型的前提下，对于低剂量辐射照射，我们还是小心为好，但没必要过于紧张。

5.3 PET/CT检查辐射效应引起肿瘤的风险概率

Kai Lee教授士和马寄晓教授指出：PET/CT检查时接受低剂量CT扫描的受检者，其有效辐射剂量为11 mSv（7 mSv+4 mSv），而进行诊断性 CT扫描的受检者的有效辐射剂量约为19 mSv（7 mSv+12 mSv）。根据LNT模型，每1 mSv有效辐射剂量获得肿瘤的概率为0.004%，按照这个肿瘤风险概率，一次 PET/CT 扫描患者将会增加0.044%～0.076%的患癌风险。美国的统计数据显示，一个人一生中患癌的概率为38.4%[①]，这个数据与前面PET/CT检查增加0.044% ～ 0.076%的患癌风险相比，相差一百倍以上，后者显得微小至极。此外，即使暴露于辐射后，有肿瘤发展，其潜伏期也为20～30年。也有资料推算医学检查导致健康人群患癌的风险在千万分之一到十万分之一之间[②]。因此，一个人在 PET/CT 扫描后患癌的额外风险是微不足道的。

所以PET/CT或CT检查对于诊断治疗疾病的得益远远超过了远期患癌的额外风险。

美国能源部国家核安全管理局总结了若干危害健康的因素对人

① 资料来源：National Cancer Institute(NIH), 2019. Cancer Statistics. https://www.cancer.gov/aboutcancer/understanding/statistics;accessed[2019-07-13].

② 资料来源：Brenner C D, Elliston E, Hall E J, et al., 2001. Estimated risks of radiation-induced fatal cancer from pediatric CT. Am J Roentgenol, 176: 289-296.

们预期寿命的影响（表5-2）。他们还公布了百万分之一的死亡概率事件，具体包括乘坐飞机飞行400 mi（1 mi=1.6 km）、开车60 mi、吸3/4支烟，全身受到0.1 mSv的辐射照射①。

表5-2 危害健康的因素对人们预期寿命的影响

危害健康的因素	平均减少预期寿命（天）
每天吸烟20支	2 370
超重20%	985
所有事故 车祸 家庭事故 溺水	435 200 95 41
饮酒	130
辐射照射10 mSv/年，持续30年	30
天然本底辐射照射	8
所有自然灾害	3.5
职业辐射照射10 mSv/年	1

由此可见，接受常规核医学检查，患者接受的辐射剂量在安全范围内，同时还能从正确的诊断结果获益，大可不必谈“核”色变②。

所以，再重复强调一遍，暴露于PET/CT检查所接受的辐射剂量，体细胞和基因损伤的风险可以忽略不计。

① 资料来源：World Health Organization (WHO), 2018. Global Status Report on Road Safety.

② 资料来源：陈仰纯，2017. 核医学诊疗中的辐射安全 .//陈绍亮 . 最新临床核医学进展：SPECT/CT与PET/CT技术与应用 . 北京：科学出版社：77-79.

5.4 特殊人群PET/CT检查与辐射

5.4.1 PET/CT检查受检儿童所接受的辐射剂量

有研究评估了受检儿童在全身PET/CT检查中所受到的辐射剂量，与可能受到的辐射损伤。在60例接受全身PET/CT检查儿童（小于18岁）估算出CT和PET的全身有效剂量值①，受检儿童全身PET/CT检查接受的辐射剂量的结果如下：

CT扫描有效辐射剂量：2.8～10.8 mSv，平均（5.9 ± 1.8）mSv。

PET扫描有效辐射剂量：4.5～12.4 mSv，平均（7.2 ± 2.0）mSv。

PET/CT检查总有效辐射剂量：8.55～20.2 mSv，平均（13.1 ± 2.9）mSv。

所以结论是，PET/CT检查所致辐射剂量对受检儿童来说是安全的。

5.4.2 妊娠期妇女和哺乳期妇女原则上应避免PET/CT检查

妊娠期妇女若因病情需要而必须进行PET/CT检查时，应仔细听取医师的说明，以了解可能对胎儿的影响，并签署知情同意书。哺乳期妇女注射 ^{18}F-FDG后2小时内应避免直接哺乳，并远离婴幼儿。妊娠期妇女不要陪伴受检者进行PET/CT检查。

5.5 小结

（1）PET/CT检查的辐射来自PET检查注射的显像剂（如 ^{18}F-FDG）产生的辐射和CT扫描产生的辐射之和。

（2）PET检查注射的显像剂产生的辐射剂约为7 mSv；CT扫描产生的辐射剂因所采用的模式有明显差别，其中常用的低剂量模式的辐

① 资料来源：田耕，2018. 权威数据告诉你，PET-CT辐射到底有多大.https://www.haodf.com/zhuanjiaguandian/tiangeng666_4426977853.htm[2019-03-08].

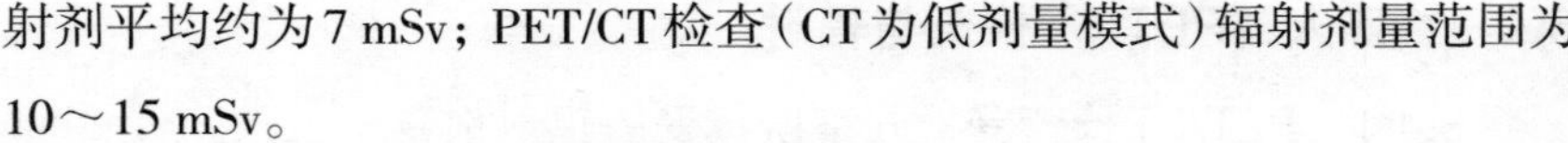

射剂平均约为7 mSv；PET/CT检查（CT为低剂量模式）辐射剂量范围为10～15 mSv。

（3）PET/CT检查辐射剂量增加与否主要取决于CT扫描模式。

（4）医生在进行PET/CT扫描时，可以根据病情选择CT模式，从而减少辐射剂量。

（5）完成PET/CT检查后的患者应限制接触妊娠期妇女和儿童，但不会给其他人带来任何风险。

（6）PET/CT检查有辐射，应严格掌握适应证。

6. 降低^{18}F-FDG PET检查辐射剂量的方法

我们在第5章了解了PET/CT检查中受检者接受的辐射剂量非常小,在人体的承受范围之内,完全不影响人体的健康。

从辐射防护的观点出发,我们仍然致力于降低各人群的辐射剂量,不但要使受检者受到的辐射剂量最小、影像的质量最佳,而且对周围环境和周围人群的辐射剂量也最小,达到最高的效益和风险比。

6.1 受检者如何控制和降低辐射剂量

我们在第5章已介绍,PET/CT检查中有两个会使患者接受辐射剂量的组件,分别是PET和CT。其中,CT扫描所产生的辐射剂量因检查类型、检查部位和检查目的不同而有很大差异,改变CT采集参数可以显著影响PET/CT检查的辐射剂量。控制合适的显像剂注射剂量则可降低PET的辐射剂量(具体参见第5章)。当然,上述两点都是由技术人员根据操作常规来执行的,受检者无权,也无法干涉。受检者要相信技术人员会根据“辐射安全防护最优化(ALARA)”原则(参见第5章),选用最合适的CT模式、控制最合适的显像剂注射剂量,达到影像质量最佳、诊断明确而辐射剂量最低的目的。这里,我们主要讨论受检者能关注的几个方面。

（1）做好检查前各项准备：做好检查前的各项准备，不仅有助于获得质量良好的影像，提高肿瘤病灶的检出率，还能有效降低一些肿瘤以外组织的放射性摄取。不但避免了假阳性的发生，也降低了对正常组织的辐射剂量。具体的对降低受检者辐射剂量有益的检查前准备举例如下。

1）适量多饮水、勤排尿使多余的显像剂加速排出：在整个过程中（检查前、检查时、检查后）尽可能多饮水。

静脉注射显像剂后，显像剂进入血液循环中，很快被葡萄糖代谢旺盛的组织摄取，按其生理过程分布于组织器官中。而没有被组织器官摄取吸收的显像剂通过肾脏排到泌尿道。因而在影像上可以显示肾脏、输尿管、膀胱等泌尿系结构。

在整个检查过程中不仅应该多饮水，更要勤排尿，以促进显像剂排泄，对降低受检者的辐射剂量更加有益。排尿时注意不要让尿液污染衣裤。

在静脉注射显像剂后，一般要求受检者喝完7杯水。许多受检者觉得饮水量太多，不愿意喝完。其实这时候饮水，不但有助于加速显像剂在体内的分布，也可促使多余的显像剂进入泌尿系，促进排尿，降低受检者的辐射剂量。

静脉注射显像剂后，大约要1个小时才能进入检查室实施检查。及早完成饮水量，排出膀胱中带有显像剂的尿液，有利于降低辐射剂量。

临检查时受检者上检查床前也需要排尿。这时要尽可能地排空膀胱，有利于获得高质量的影像，使膀胱中的放射性对下腹部脏器的影响降低到最小。

检查完成后，还要多饮水，勤排尿，以便将显像剂及早排出体外。

这一点读者容易理解。

2）排便：可减少或消除肠道^{18}F-FDG生理性摄取。

3）保暖：防止“棕色脂肪组织”摄取显像剂。

4）避免剧烈运动：避免局部肌肉摄取放射性增高。

（2）注意尿液排出物的处理：① 尽可能地使用抽水马桶，勤抽水，稀释其中的放射性。② 如果使用的是尿壶，要勤清理，至少要移出房间，与人保持一定距离。③ 排尿时注意不要污染内裤和环境，否则容易增加不必要的附加辐射剂量。

6.2 其他一些需要注意的问题

（1）延迟显像是否会增加辐射剂量？

PET显像的辐射剂量是由上机检查前注射的显像剂所产生的，延迟显像并不会增加辐射剂量。但是在延迟显像过程中还要用到CT，会增加一些CT的辐射剂量。不过延迟显像一般只局限于一个局部，辐射剂量也是很小的。需要进行延迟显像时，往往是需要对病灶进行鉴别诊断，确定是肿瘤还是炎症，或是否是生理性浓聚，对获得正确诊断有很重要的作用。

（2）在进行PET检查的同一天能否进行其他医学影像学检查？

PET检查并不会影响CT、MRI、X线或超声检查等医学影像学检查的结果。

但是，由于PET检查中给受检者注射了显像剂，在PET检查结束后仍然有部分放射性在受检者体内残留。所以建议，除非是病情特别需要，其他医学影像学检查最好是择期进行。

（3）一段时间内重复多次进行PET检查是否增加辐射风险？

由于病情的关系，有些疾病需要在一段时间内多次重复进行PET

检查。例如，放疗患者在治疗前后，肿瘤化疗患者在治疗前、治疗中、治疗后都要进行PET检查。

的确，辐射具有累积效应。然而，人体具有相当强的修复机制，加上合适的时间间隔有助于减少辐射损害。目前尚没有患者累积辐射剂量和辐射损伤的资料。当然，告知医生以前所进行过的所有放射学检查对患者有益。

（4）糖尿病患者进行PET检查有无额外的辐射风险？

糖尿病患者进行PET检查并没有额外的辐射风险。但是糖尿病患者必须控制好血糖。

（5）儿童进行PET显像有无辐射风险？

儿童对辐射的敏感性高于成年人，故更需要确定该PET检查的合理性。如果该检查有必要，预计将给患者带来明显的诊断治疗获益，具有较高的效益/风险比，那么进行这个检查是恰当、合理的。

所有辐射在理论上都有诱发癌症的风险。对于儿童更需要严格控制。有必要采用最优化的策略进行检查，尽量减少辐射剂量，而不影响诊断信息的获取。

建议在必要时对儿童可以仅进行PET显像，而省略CT扫描，可降低辐射剂量。

6.3 检查结束后针对公众的辐射防护

（1）PET检查刚结束是否要与家人隔离？

PET检查结束后，受检者身上仍然有微量的放射性，这是因为受检者体内残留检查前注射的显像剂。

本书讨论的显像剂为^{18}F-FDG。一般来说，^{18}F-FDG PET显像从注射显像剂到全身扫描结束大约需要至少耗时90分钟。而放射性核素^{18}F的物理半衰期为110分钟，加上FDG在体内的代谢和排泄，这时^{18}F-FDG在体内的残存量远小于注射剂量的1/2，所产生的辐射剂量非常小，完全在人体的承受范围之内，不会影响人体的健康。这时，受检者对周围距离1 m远的人群的辐射剂量已下降到每小时0.01 mSv以下，受检者体内残留的显像剂对周围环境所产生辐射剂量已下降到自然界天然高空的本底水平。^{18}F的半衰期非常短，^{18}F-FDG会很快代谢掉，并随着尿液排出体外，不会对周围所接触的人体造成任何影响。因此对于一般人群来说，PET检查结束后并不需要与家人隔离。

所以，有些患者在完成PET检查后特地住到宾馆把自己隔离起来，是完全不必要的。

但是，针对一些特殊人群，如家里有妊娠期妇女、婴幼儿、儿童和哺乳期妇女的家庭则需要特殊对待。在检查后24小时内尽量避免近距离、长时间接触。受检者体表辐射水平第二天已经接近天然本底，所以针对这些特殊人群，24小时以后再接触是恰当的。

（2）PET检查结束后能否进入公众领域？

PET检查注射了放射性显影剂，但检查结束后患者向外界辐射的剂量很低。其当量剂量率远低于美国核监会对公众自由活动区的当量剂量率限值（＜每小时20 μSv）。我国的实地检测也显示，PET检查完成后受检者离开医院，在不同时间、不同距离接触公众时，公众的受照剂量均低于我国《电离辐射防护与辐射源安全基本标准》（GB18871-2002）提出的限定（＜1 mSv）。

也正是如此，PET检查结束后，受检者就能够立即在普通候诊室、街道等公众领域休息和活动，也可以乘坐公共交通工具。当然，能尽量和妊娠期妇女和儿童保持一定的距离（1 m以上）更好。至于24小时后，连这样的限制也没有了。

偶然有个别受检者检查后急于上飞机，某些国家机场等公共领域的特别敏感的辐射探测器可能被很少量的辐射激活，有可能需要准备一份受检者刚刚做过PET检查的病史或证明。

（3）哺乳期妇女进行^{18}F-FDG PET显像后是否能继续母乳喂养？

对这个问题有两种截然不同的看法。一种看法是哺乳期妇女进行^{18}F-FDG PET显像后可以继续母乳喂养而不必延迟。这一观点的依据是国际防护委员会106号出版物，该出版物对常用的47种放射性药物做出母乳喂养对婴幼儿内照射的评价。该出版物认为，哺乳期妇女进行^{18}F-FDG PET显像后无须中断母乳喂养（表6-1）①。

表6-1 哺乳期妇女进行^{18}F-FDG PET显像后继续母乳喂养的建议

母乳喂养	所使用的放射性药物
无须中断	^{18}F-FDG，^{11}C-标记物、^{14}C-标记物、^{13}N-标记物、^{15}O-标记物，^{111}In-octreotide
中断4小时	^{99m}Tc-DISDA、^{99m}Tc-DMSA、^{99m}Tc-DTPA、^{99m}Tc-ECD、^{99m}Tc-MDP、^{99m}Tc-SC、^{99m}Tc-MAG$_3$、^{99m}Tc-MIBI、^{99m}Tc-RBC$_{(体外标记)}$，碍气体，替曲膦
中断12小时	^{99m}TcO$_4$，^{99m}Tc-MAA、^{99m}Tc-RBC$_{(体内标记)}$、^{99m}Tc-WBC，^{123}I-OIH，^{131}I-OIH
中断至少3周	^{123}I-MIBG、^{131}I-MIBG、^{123}I、^{131}I

注：octreotide，奥曲肽。

从表6-1可以看出，^{18}F-FDG及^{11}C-标记物、^{14}C-标记物、^{13}N-标记物、^{15}O-标记物能继续母乳喂养而无须中断。（其他尚有：多数^{99m}Tc标记物，由于有可能产生游离^{99m}Tc，建议中断母乳喂养4小时；^{131}I及其标记物需要中断母乳喂养至少3周。）

---

① 资料来源：Leide-Svegborn S. 2010. Radiation exposure of patients and personnel from a PET/CT procedure with ^{18}F-FDG. Radiat Prot Dosimetry, 139(1-3): 208-213.

另一种观点认为，一般情况下不主张哺乳期妇女进行^{18}F-FDG PET显像，通常建议检查推迟到停止母乳喂养后进行。因为母乳中可能含有少量注入的^{18}F-FDG。如果由于病情需要不得不立刻实施^{18}F-FDG PET显像，哺乳期女性需要合理安排母乳喂养时间，有助于降低通过乳汁进入婴儿体内的放射性药物剂量及对婴儿的内照射剂量。可以① 在注射显像剂之前收集乳汁并保存，在完成检查后提供给婴儿喂食。② 挤出检查后2小时内的母乳并丢弃。③ 其后可以恢复正常的母乳喂养。

但是，哺乳期妇女显像后母乳喂养时，由于近距离接触婴儿，母体内滞留的^{18}F-FDG对婴儿造成一定的外照射，对此欧洲核医学学会（European Association of Nuclear Medicine）发布的"^{18}F-FDG肿瘤显像操作指南"建议静脉注射^{18}F-FDG后的12小时暂停母乳喂养。这期间如需哺乳，可挤出乳液进行喂乳。在显像后的12～24小时内，母乳喂养时要尽可能避免与婴幼儿的近距离长时间接触。

哺乳期女性行放射性核素显像，应该合理安排母乳喂养时间，有助于降低通过乳汁进入婴儿体内的放射性药物剂量及对婴儿的内照射剂量。

（4）妊娠期妇女是否能进行^{18}F-FDG PET显像？会不会对胎儿生长、发育产生影响？

一般情况下，如果没有特殊情况，不主张妊娠期妇女进行^{18}F-FDG PET显像。妊娠期妇女及婴幼儿是辐射防护的重点对象。但从实践正当化的角度出发，如因疾病诊治的需要，仍应考虑行放射性核素显像。美国妇产科医师学会（American College of Obstetricians and Gynecologists）在《妊娠期女性影像学检查指南（2016年）》中也提出，如果"因为疾病诊治的需要，妊娠期女性可行放射性核素显像，其中包

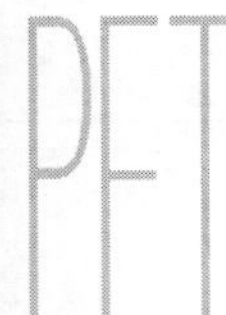

括^{18}F-FDG PET显像”。

妊娠不同阶段做^{18}F-FDG PET显像，胎儿的吸收剂量存在一定差异。表6-2显示了妊娠妇女^{18}F-FDG PET显像胎儿的吸收剂量，均低于50 mGy。目前认为，胚胎、胎儿的吸收剂量不超过50 mGy，对生长、发育不会产生影响。

表6-2　妊娠妇女^{18}F-FDG PET显像胎儿的吸收剂量

所使用的放射性药物	用药剂量（MBq）	吸收剂量（mGy）			
		＜3月	3月	6月	9月
^{18}F-FDG	370	8.14	8.14	6.29	6.29
^{18}F-NaF	400	8.8	6.8	3.0	2.72
^{99m}Tc-DTPA	740	8.88	6.43	3.03	3.48
^{99m}Tc-DTPA气溶胶	41	0.24	0.18	0.09	0.12
^{99m}Tc-MAA	222	0.62	0.89	1.1	0.14
^{99m}Tc-MDP	740	4.51	3.99	1.99	1.78
^{99m}Tc-MIBI（静息）	370	5.55	4.44	3.11	1.99
^{99m}Tc-MIBI（负荷）	740	8.88	7.03	5.11	3.26
^{99m}TcO4^{-}	185	2.04	4.07	2.59	1.72

美国妇产科医师学会、疾病预防控制中心（Center for Disease Control and Prevention）、国家辐射防护与测量委员会（National Council on Radiation Protection and Measurements）及国际辐射防护委员会都提出：妊娠妇女因疾病诊治的需要进行放射性核素显像，胎儿所受到的辐射不会对其生长、发育造成影响。妊娠妇女不应该因为接受了放射性核素显像而终止妊娠。

但是要注意，妊娠12周胎儿甲状腺开始具有摄碘能力。而碘能够自由通过胎盘，为了避免对胎儿甲状腺的辐射损伤，妊娠期间应避免行放射性碘及其标记物的显像。

6.4 陪护人员、医护人员的安全性

受检者受到的辐射是内照射。受检者体内的放射性向外界发射，涉及的人员包括陪护人员、医护人员和技术人员。这些人员所受到的照射来自体外，属于外照射。

6.4.1 外照射防护措施

外照射所经受的照射量(X)与放射源的活度(A)、受照时间(t)成正比，与照射距离(R)的平方成反比。即：

$$X=\frac{\gamma At}{R^2}$$

式中，γ为放射性核素的照射率常数。

根据上述公式，可以引出外照射防护的三大措施：① 采用屏蔽(屏蔽放射源，降低A)；② 缩短受照时间(减少t)；③ 增加操作距离(增加R)。具体方法如下。

(1) 屏蔽防护：设置一定厚度屏蔽物以减少机体受到放射性物质辐射的能量，称为屏蔽防护。需要选择具有一定密度并具有一定厚度的物质用作屏蔽材料。

医院里医护人员所使用的铅衣、观察检查床上受检者动态的铅玻璃、隔开患者和医护人员的水泥墙都能起到屏蔽防护作用。

(2) 时间防护：人员受照的累积剂量与照射时间成正比关系。故与辐射源接触的时间越短越好。而医护人员的有关操作应力求熟练、

迅速与正确。

(3) 距离防护：照射量(X)与照射距离(R)的平方成反比关系。故离辐射源的距离增加1倍，受到的照射量减为原来的1/4。所以即使是患者的陪护人员，也要在可能的条件下注意与辐射源(受检者)间隔的距离。医护人员在进行放射性操作时尽可能使用长柄钳、机械手等进行操作。

6.4.2 护士所受辐射剂量

日本的Kimiteru Ito等医生对从事PET/CT检查护理工作的护士所受辐射剂量及其影响因素进行了研究，结果发表在2015的《职业健康杂志》上。研究发现，每做一个PET/CT检查，护士所受的平均辐射剂量为6.07 μSv[①]。

尽管目前尚无研究显示核医学工作人员包括护士较自然人群肿瘤发生率增高，但操作流程的规范化和防护用品的合理使用，仍是降低核医学工作人员受照剂量的重要措施。

---

① 资料来源：Ito K, Suzuki M, Yamazaki A, et al., 2015. Factors affecting radiation exposure dose in nursing staff during (18)F-fluorodeoxyglucose positron emission tomography/computed tomography. J Occup Health, 57(4): 316-323.

7. 受检者^{18}F–FDG PET检查前准备和注意事项

^{18}F–FDG PET检查容易受到各种生理因素、病理状态的影响。充分做好检查前准备，消除紧张情绪，可以提高靶组织的摄取，而减少诸如心肌、骨骼肌等正常组织的摄取，减少各种生理因素和与主要疾病无关的病理情况的干扰，突出肿瘤等主要病变，以达到检查的目的。

7.1 最重要的准备：禁食

禁食是受检者最重要、最基本的检查前准备。禁食的目的不仅仅是降低血糖，更重要的是抑制内源性胰岛素水平。

如果没有做好禁食准备，就无法进行^{18}F–FDG PET检查。因为^{18}F–FDG PET检查使用的显像剂是^{18}F–FDG，静脉注射^{18}F–FDG后，^{18}F–FDG与血液中没有放射性的葡萄糖相互具有竞争性抑制作用，有可能会妨碍肿瘤等病灶对^{18}F–FDG的摄取，降低检查的灵敏度，甚至造成假阴性。

一般至少禁食4～6小时，能隔夜禁食更理想。隔夜禁食指晚上10点后不再进食，以保证禁食时间达到4～6小时以上，以保证空腹血糖水平在正常范围。

7.2 另一些重要的检查前准备

做好以下各项准备，有助于获得高质量的^{18}F-FDG PET影像，得到正确的诊断。虽然这些准备非常琐碎，但注意这些细节有利于获得准确的检查结果。

（1）显像前24小时内适量多饮水：最好是白开水，禁止饮用含糖饮料，避免服用止咳糖浆、糖锭类药物。如果受检者需要补液，也要避免使用葡萄糖溶液。

（2）思想放松，保持淡定：^{18}F-FDG PET检查时没有痛苦，检查过程中只要安静地躺在检查床上就可以，大可不必担心，检查前夜睡个好觉。检查前避免紧张情绪，思想上尽可能放松。保持淡定的心态是最好的检查前准备。

（3）检查前一晚最好轻食：检查前一天的晚上，最好进食易于消化、无刺激性的食物。晚餐最好食用高蛋白、低碳水化合物膳食。

（4）排便：检查前最好能排便，保持两便通畅。如果平日患有便秘，最好在检查前一天服用轻泻剂，必要时也可作清洁灌肠。这样做的目的是尽可能减少或消除肠道的^{18}F-FDG生理性摄取，有利于肠道肿瘤与正常组织的鉴别。

（5）特别要注意保暖：检查前保暖非常重要。这是为了防止“棕色脂肪组织”摄取^{18}F-FDG干扰肿瘤的诊断。

我们都有这样的经验：人在寒冷的环境中会“打寒战”，这是通过人体肌肉的运动以保持体温的恒定。同时，在寒冷情况下，人体还会通过“燃烧”脂肪组织来提供热量。这些脂肪组织多数分布在颈部两侧等部位，有一个特殊的名称叫“棕色脂肪组织”。这些组织活动时需要消耗能量，因此在进行^{18}F-FDG PET检查时，这些组织（包括棕色脂肪组织、“寒战”的肌肉组织等）的放射性分布会增加。在某些情况下，这些颈部的放射性分布有可能干扰对颈部淋巴结的观察，引起诊断上的困难。

不单在寒冷的季节会造成棕色脂肪组织显像，我们发现大热天部分受检者也会有同样现象，原因可能是大热天中受检者把空调温度调得太低。

棕色脂肪组织显像多见于儿童、年轻人和体瘦者，好发于寒冷季节。

为了防止棕色脂肪组织显像干扰诊断结果，受检者在寒冬腊月要注意保暖，而在三伏天空调也不能温度过低。不论是检查前夜、从住所到医院的途中，还是在候诊室等待检查的时间内都要注意这一个小环节。特别要确保：① ^{18}F–FDG注射前1小时不受冻；② 注射药物后及扫描时注意保暖；③ 必要时在注射药物前，给予劳拉西泮或地西泮（安定）也可减少棕色脂肪组织和骨骼肌对^{18}F–FDG的摄取，或使用β阻滞剂也可减少棕色脂肪组织对^{18}F–FDG的摄取。

（6）不要进行剧烈运动：检查前24小时内尽可能避免剧烈活动。否则容易引起局部肌肉摄取放射性增高。

（7）准备衣物：准备好一套宽松、保暖的衣物。衣物上尽可能不要带有金属饰物。女性受检者尽可能不穿裙子，尤其是连衣裙。

（8）取下项链等饰物：取下身上佩戴的饰物，尤其是带有金属的饰物，留在家中，以避免临检查时在医院中取下而遗失。

7.3　检查前需要准备的病史资料

检查前请准备既往和近期的病史、化验报告，已经完成的其他影像学检查资料、病理学检查资料，涉及诊断与治疗经过的资料（如手术、放疗、化疗、有无应用骨髓刺激因子及激素、目前的药物治疗情况等）。准备好上述资料，可向诊疗医生简短陈述疾病的发病经过，诸如

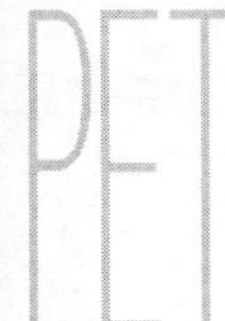

现病史、既往史、家族史、职业、吸烟与否，指认病变部位等。尤其是糖尿病患者，告知医生病史及血糖控制情况、近期接触和感染史更为重要。

7.4 特殊人群 ^{18}F–FDG PET检查需要注意的问题

（1）妊娠期妇女及哺乳期妇女：基本上各个年龄段的人都可以进行 ^{18}F–FDG PET检查，但是妊娠期妇女除外。因为难以评估检查对其胎儿的影响。如果由于病情需要一定要进行 ^{18}F–FDG PET检查，需要获得受检者本人及其家属的知情同意并签署有关文件。

另外，哺乳期妇女如果进行了 ^{18}F–FDG PET检查，需要停止哺乳1天。这是因为检查当天乳汁中可能会有放射性分泌。因为 ^{18}F的半衰期较短，仅110分钟，停止哺乳1天对婴儿就安全了。也有学者认为，只要在注射显像剂前挤出乳汁，供给婴儿2小时以后食用，然后可以哺乳[①]。但我们仍然建议停止哺乳1天。

（2）糖尿病患者进行全身肿瘤 ^{18}F–FDG PET检查前的准备：糖尿病患者如果血糖偏高、血液中胰岛素水平偏低，综合作用的结果会造成肿瘤病灶摄取 ^{18}F–FDG降低，有可能引起漏诊。糖尿病患者在进行全身肿瘤 ^{18}F–FDG PET检查时控制血糖建议控制在11.1 mmol/L以下。

糖尿病患者如果需要进行全身 ^{18}F–FDG PET检查，首先要求观察血糖控制情况。血糖大于200 mg/dL（11.1 mmol/L）的糖尿病患者需要预先联系内分泌科医生，将血糖调至可以接受检查的水平。如果必须要检查，可以给血糖大于200 mg/dL（11.1 mmol/L）的患者皮下或静脉注

① 资料来源：Cho S G, 2017. Radiation safety in nuclear medicine procedures. Nucl Med Mol Imaging, 51(1): 11–16.

射一定剂量单位的胰岛素，适当延迟一定时间后再注射^{18}F-FDG。显像时间适当延迟的原因是避免肌肉组织放射性分布增加，骨骼肌显影明显。

此外，建议糖尿病患者在检查时准备一些糖果或巧克力等食品，以备万一低血糖休克时应用。

8. ^{18}F-FDG PET检查程序和注意事项

8.1 注射显像剂之前的一般检查程序

患者按照预约时间到达,一般需要完成以下程序。

(1)程序1:到达核医学科或PET/CT中心后安静休息。

一般有条件的核医学科或PET/CT中心在受检者到达后,都要安排休息室让受检者安静地休息,至少10～20分钟。

(2)程序2:签署知情同意书。

(3)程序3:重申已经禁食。进入核医学科或PET/CT中心,接诊护士首先需要了解的问题是受检者禁食与否。所以请向医护人员说明已经禁食多少时间。关于禁食的作用和必要性,前面已经有所叙述。

为什么做空腹准备对进行全身肿瘤^{18}F-FDG PET检查这么重要?因为肿瘤葡萄糖代谢显像使用的显像剂是葡萄糖的类似物^{18}F-FDG,它会受到血液中葡萄糖的竞争,在血糖浓度高的情况下^{18}F-FDG进入组织的速度和数量会受到抑制,有些时候肿瘤组织摄取^{18}F-FDG的量减少,不足以显示肿瘤的存在。因此要设法降低血糖的浓度。正常人在空腹情况下可保持血糖浓度在较低的水平,所以需要在空腹的情况下进行全身肿瘤^{18}F-FDG PET检查。

如果没有禁食，或禁食时间不够，请改天检查，或将检查延后。此外，再次提醒一下，千万别在检查以前吃东西或饮用含糖饮料。

（4）程序4：测量空腹血糖。

测定空腹血糖正是成功进行肿瘤 ^{18}F-FDG PET检查的保证，只有在血糖浓度符合要求的前提下，^{18}F-FDG PET检查的结果才具有可信性，才不会漏除细小的病灶，半定量测定的SUV等数值才可靠。血糖太高会降低肿瘤对FDG的摄取，并增加本底，即全身组织器官中放射性分布的量。血糖值应该控制的范围请参见本书第7章相关内容。

（5）程序5：测量身高、体重。

在进行PET检查前，除了要测量空腹血糖以外，还要测量受试者的身高、体重。身高、体重的测量看似简单，但是对获得准确的显像结果具有非常重要的作用。身高和体重这两个参数在PET检查中至少起到两个作用。

第一个作用是用来作为确定静脉注射显像剂剂量大小的参考。一般情况下，每千克体重注射 ^{18}F-FDG的剂量在2.96～7.77 MBq之间（当然这个剂量的大小与检测仪器的灵敏度和检查要求有关）。

第二个作用是用来作为计算SUV的参数。

（6）程序6：回答医生询问和体检。

空腹血糖、身高、体重测量完成后，护士将受检者带到医生处，由医生询问病史和检查目的。这时，可以简要陈述病史，展示影像学资料。有些医生还会进行体格检查。有时医生会将你的影像学资料留下，待检查报告完成后再还你。

（7）程序7：注射显像剂，并安静休息约1小时，在此期间大量饮水（5～7杯）。

（8）程序8：上机前排尿，排尿后再喝2杯水；上机检查（10～20分钟）。

（9）程序9：再次休息、等待，必要时进行延迟显像。

（10）程序10：检查完成。医生认为整个采集资料的过程已经完成，通知受检者可以离开，并告知如何领取检查报告，检查结束。

（11）程序11：受检者根据医生指示，按时领取检查报告。

8.2 注射显像剂的注意事项

8.2.1 注射显像剂时的注意事项

注射显像剂应该在温暖、安静、光线柔和适宜的房间内实施。注射后在指定的休息室休息。

（1）安静休息加放松：注射显像剂前后要尽可能放松，避免剧烈运动。进行医学检查难免精神紧张，但是进行PET检查时却需要尽可能放松，同时在检查前和检查过程中要尽量避免剧烈运动。这是因为精神负担有可能造成身体四肢肌肉的紧张，而紧张的肌肉摄取的葡萄糖（^{18}F-FDG）增加。剧烈运动中的骨骼肌有可能明显显影。这样，肌肉组织竞争了一部分^{18}F-FDG，全身的放射性“本底”增高，对影像质量等都有一定影响。对精神过度紧张的患者，检查前可用镇静药。

正如前文已经指出的，在受检者到达后，都要安排休息场所让受检者安静地休息10～20分钟。有的受检者不明白，在休息室内跑来跑去，没有达到休息的目的。

（2）注射显像剂时的姿势：与上述原理相仿，如果是坐着接受注射，在注射显像剂时，受检者要坐端正，双肩放平，放松精神、放松肌肉，消除害怕心理。如果能够躺着注射，更有利于肌肉的放松。思想上不要有过多的顾虑，最好什么都不要想，眼睛闭起来，做几次深呼吸，双耳不听外界事。这样能使检查的效果达到最理想。

（3）注射显像剂的部位：在正规医院或PET/CT中心，要记录注射显像剂的部位，记录注射在哪一条静脉和注射剂量，提供给诊断医生参考。一般来说，注射在左侧和右侧静脉没有什么区别。但是，如果你已经知道病灶在哪一侧，就可以告诉为你注射的医生或护士，尽可能选择病灶的对侧进行注射。

例如，检查乳腺肿块的患者，如果肿块在右侧，就要用左侧的静脉接受显像剂的注射。这样有利于鉴别对侧病灶并判断对侧腋下等部位有没有淋巴结转移。

（4）注射显像剂时的状态：注射显像剂时最好能做到"视听封闭"，即让受检者闭上眼睛，双眼不视，同时受检者双耳不听任何声音，也不要说话。"二耳不闻，双眼不视，不言不语"是注射显像剂时的最好状态。

尤其在进行以脑显像为主的检查中这个步骤更为重要。由于在注射显像剂时，显像剂在体内的分布与注射当时机体所处的状态有关。如果在注射显像剂的当时不停地说话，受检者与语言中枢有关的大脑右侧颞叶皮层放射性分布会有所增强，同时颈部喉头参与说话的肌肉群的放射性也会增高——大脑皮层的有关核团和喉头肌肉活动时都需要能量的供应。同样，如果在注射时甚至注射后的一段时间眼睛盯着东西看，尤其是光亮的物件，会使视觉中枢的放射性摄取增强。我们还碰到过由于担心检查结果而一直在不断"动脑筋"的患者，由于思维过度而形成双侧前额叶放射性明显增强的病例。虽然医生会分辨出这些生理活动所发生的变化，但能尽量避免这些情况对获得正确的诊断无疑是有益的，特别是在以诊断脑部病变为主的检查中。

以上所有这些保暖、放松、视听封闭、选择合适注射部位等的目的

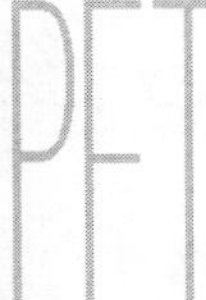

都是为了减少伪差、获得高质量的PET影像。

8.2.2　注射显像剂后的注意事项

（1）注射显像剂后还要等待一段时间才能上机做检查：注射显像剂后，医生会让受检者在休息室内安静地等待一段时间。这段等待的时间正是注射入体内的显像剂通过血液循环运送到全身各个器官组织，被吸收、分布的过程。没有被器官组织吸收的显像剂被输送到排泄器官。在这段时间内，全身的放射性本底由于血液和软组织中的放射性逐渐消除而慢慢下降，有利于获得清晰的影像，也有利于病灶的检出。所以，注射显像剂后请在休息室取卧位或坐位安静避光休息，耐心地、安静地等待，尽量少讲话，避免紧张体位。

（2）注射显像剂后的等待时间：PET显像反映机体的代谢状况，要通过显像剂在体内的运送、摄取、分布、代谢、排泄等演变过程来显现。这一演变过程需要一定的时间。因此需要受检者耐心等待。具体等待时间需要根据检查的项目来决定。如果是做^{18}F-FDG PET肿瘤检查，一般等待的时间是注射后1小时上机检查。如果是作脑显像则在注射后40分钟后即可上机检查。另一些检查由于其特殊要求，可能等待的时间短一些，或者等待的时间更长。

（3）注射显像剂后，请在等待时间内大量饮水：注射显像剂后，这些显像剂被身体的器官、组织摄取和吸收，分布在特定的组织中[包括肿瘤组织（如果存在的话）]。有一部分显像剂没有被组织、器官吸收，这部分显像剂将由肾脏通过尿液排出。如果这部分放射性蓄积在体内，滞留在血液中或进入软组织，都将增加全身与诊断疾病无关的放射性分布（即本底）。多喝水可以加速显像剂的排出，降低身体中的放射性本底，有利于获得高质量的PET显像。

同时，多喝水加速没有起作用的显像剂排出，也有利于降低受检者所经受的辐射剂量。

一般来说，只要可能，在等待的1个小时内喝5～7杯水为宜。多喝水、勤小便，但请注意不要污染内裤，以免引起伪差。

8.3 上机检查的注意事项

8.3.1 上机检查前的注意事项

（1）上机前排尿：等待的时候喝水的目的之一是排出没有被吸收的显像剂，由于这部分放射性大都浓聚在膀胱中，所以在上机检查之前要受检者排尿，以消除膀胱中的放射性。这一步骤对获得高质量的PET显像也非常重要。如果膀胱放射性非常高，不但干扰盆腔内临近膀胱组织疾病的观察，还有可能影响全身其他组织病变的检出。

另外，排尿时要注意不要污染内衣内裤。否则可能造成影像中的伪影。

（2）排尿后上机前再喝两杯水：这么做的目的与前面喝水的目的不同。这时喝水的目的是增加胃内容物，撑开胃壁。让受检者在接受检查时整个胃壁显示清楚。一般都喝清水，有时为了需要甚至要求喝造影剂。

上机前喝两杯水也是获得高质量PET/CT影像的重要一环，尤其是对诊断胃部疾病的患者。这是为了较好地充盈胃肠道，建议受检者即时口服阴性对比剂（如水或76%泛影葡胺、20%甘露醇和温水组成的混合液）1 000～1 500 mL。我们曾经遇到个别受检者不愿意喝水，尤其在上机之前，结果造成胃壁未撑开，给鉴别胃壁的生理性放射性集聚与可能存在的病变带来困难。这两杯水对检查胃部疾病尤为重要。图8-1显示受检者检查前没有喝足够的水，胃壁见放射性分布。喝水后复查，原有的放射性浓聚消失，排除肿瘤的诊断。

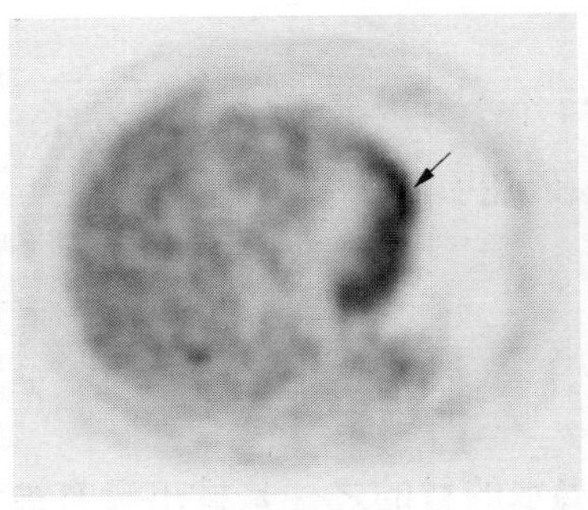

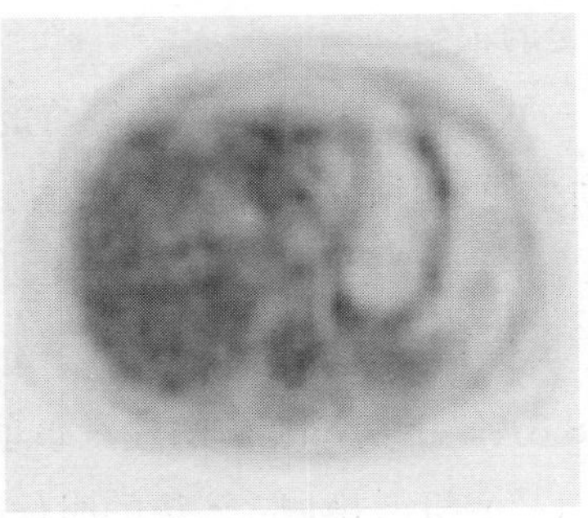

A. 胃壁未撑开　　　　B. 胃壁撑开

图8-1　胃壁撑开与未撑开的 ^{18}F-FDG PET影像比较

A. 检查时患者没有喝足够的水，胃大弯壁见放射性分布（↑）；B. 患者喝水后复查，原有放射性浓聚消失

8.3.2　上机检查的注意事项

（1）取下身上的金银饰品和其他装饰物：解开金属纽扣或拉链。外裤上如果有拉链，脱到大腿根部。

显像剂依据一定的规律分布在特定的器官或组织，这些器官或组织就形成“放射源”向外界发射放射线。PET仪通过接收这些器官和组织的放射性来显示影像、诊断疾病。由于发射的射线能量并不高，在遇到外界物质时会产生衰减并有可能被遮挡。因此，如果身上佩戴了饰品，不论是黄金还是美玉，都有可能在影像上形成放射性稀疏、缺损区，引起伪影，干扰读片的准确性。尤其对于判断肺部小结节的患者，做好这一项检查前准备更为重要。如果饰品的位置正好位于结节部位，就可能造成误诊。如果是进行PET/MRI检查，更不能将任何金属制品带入检查室。

因此，希望每一位受检者在上机检查以前都取下各种饰品，并注意妥善保管。检查当天尽可能将饰品放在家中。

（2）检查体位：取仰卧位。受检者取仰卧位，也就是脸朝上，平躺在检查床上。注意一上来就要躺舒服，全身放松，这样能够保持同一姿势约20分钟。尽可能睡正，尽可能放松。上臂根据操作医生的指示，或上举在脑后双手交叉，或下垂放在腹部或身旁。

检查过程中仪器的检查床会前后移动，这是在进行全身扫描。全身检查完成头部和整个躯干的扫描时间需要15～20分钟，受检者在这15～20分钟的时间内需要保持身体不动。如果移动了，移动部分的影像可能需要重新扫描。

上机检查时最重要的就是保持身体躺着不动。这也就是在医生在检查前，先要明确受检者是否能耐受平躺20分钟以上的原因。

根据医生的指示，双手上举抱头（进行身体体部检查时）或双手放在身体两侧（进行头颈部检查时）。上检查床时就调整到一个舒适的体位，身体放松，是检查过程中全程保持不动的前提。关键是检查过程中检查床在移动，而身体躺在检查床上不能移动，尤其是肩部和上肢不要随意移动，头也不要左右晃动。否则影像上有可能出现移动伪影，影响结果判断，需要重新检查。图8-2就是仪器扫描到接近头部时，受检者头部动了，造成头面部一条放射性缺失带。

需注意的是，有的患者身体上带有金属植入物，如金属人工关节、心脏起搏器等。这些患者不能进行MRI检查，但是可以进行PET/CT检查。这是因为在进行MRI检查时，受检者要进入一个强大的磁场，如果患者身上带有金属物品，将要被磁化。影响MRI仪，也影响检查的结果。而进行PET/CT检查就没有这样的限制。身体上带有金属植入物的患者完全可以进行PET/CT检查。而且所带有的金属植入物对PET显像的影响不大，对CT影像的影响也是有限的。因此，无论患者身体上带有何种金属植入物，都可以进行PET/CT检查。PET/CT检查不受金属植入物的影响，这部分患者可以放心进行检查。但是在医生询问病

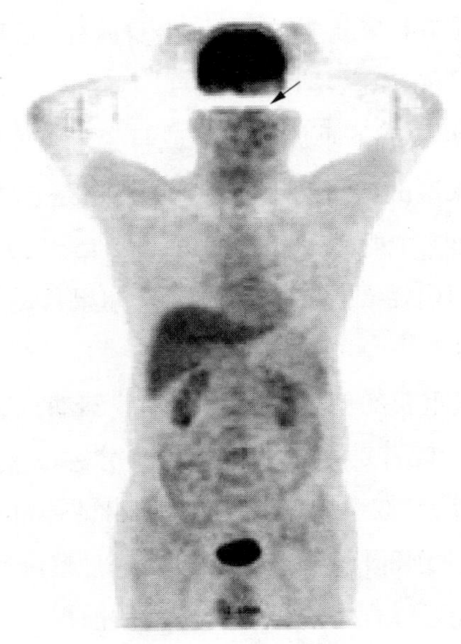

图8-2　显示移动伪影
患者在检查到头部时动了，造成头面部一条放射性缺失带（↑）

史时，应该有所说明。

（3）全身扫描的范围与时间：一次标准的“全身”扫描除了脑部和颜面，还覆盖颈、胸、腰、盆腔和大腿。全身扫描耗时10～20分钟。一些特殊的病例，如疑有足底黑色素瘤、糖尿病足的病例，有可能需要扩大扫描范围到足底。这被称为“真正的全身扫描”（real full-body scan）。要进行这样的扫描，需要在上机以前向医生说明病灶可能位于四肢远端，或黑色素瘤等疾病病史。

8.3.3　上机检查后的注意事项

（1）扫描完成受检者到休息室再次等待：扫描完成后，受检者按照操作者的指示从检查床上下来，到休息室再次等待。不能自行离开，也不可以进食。

受检者上机接受检查以后，检查的数据要汇入计算机进行处理，并形成医学影像，由医务人员考察影像质量和大致初步判断后，可以决定受检者是否需要进一步作延迟显像。这时医务人员会通知受检者留下等待一段时间做再次检查，或是可以离开。

由于检查需要空腹准备，大多数受检者在上机检查后急于进食。由于有些延迟显像仍需在空腹状态进行，因此也要等医生通知后才能吃东西。但饮水不在控制范围，可以饮用不含糖的溶液。

所以，受检者要等医务人员通知后才可以离开、进食。千万不要因为自行过早离开或自行进食而影响诊断。

（2）延迟显像（必要时）：延迟显像是前一次显像完成后，间隔一定时间再上机进行第二次扫描，称之为延迟显像。这部分患者在一次上机检查后，医务人员会通知受检者继续在休息室休息，等待一段时间以后还要再次上机进行检查，目的是与第一次检查的资料进行比对，而这第二次检查需要和前一次检查间隔一些时间，因而被称为延迟显像。

在一些情况下，延迟显像显得格外重要。例如，在判断肺部结节时，往往将延迟显像获得的SUV与原先的比较。在某些脏器，如果延迟后SUV增高并达到一定程度，可以大致判断为肿瘤病变；如果延迟后SUV不增高或增高没有达到限值，则考虑为炎症或其他良性病变。又如果为了观察肠道的放射性集聚是生理性的抑或疾病引起，也可以通过延迟显像观察肠道蠕动是否引起放射性分布的改变。

有时在延迟显像以前要让受检者做一些准备。例如，为了更好地观察膀胱壁，除了要求受检者多喝水以外，医生还会使用一些利尿措施，让膀胱内尿液的放射性消除到最少，不影响对膀胱壁的观察。各种不同情况，延迟的时间不同，是否能够进食也各异。

所以，如果需要进行延迟显像，受检者要有足够耐心，与医生合作，积极配合，保证检查质量，使检查的效果达到最好。有些人以为这是因为前面一次检查出了故障，或是做错了，其实不然。进行延迟显像时，多数受检者不需要扫描全身，而只要注重于其中感兴趣的某一段。

9. ^{18}F-FDG PET显像指征

通过阅读本章内容，你将了解哪些患者应该要做^{18}F-FDG PET显像，哪些疾病最能通过^{18}F-FDG PET显像得益。

9.1 恶性肿瘤分期

一旦发现肿瘤病变，当务之急是需要判断疾病的状况。病变有多大，有没有淋巴结的转移，有没有其他部位，包括远端的转移。只有掌握了这些资料，才能够选择最适合的治疗方法，获得最好的治疗。因此，恶性肿瘤分期首选^{18}F-FDG PET显像。

9.2 鉴别良性、恶性病变

恶性病变往往具有浓聚^{18}F-FDG的倾向。良性病变鲜有浓聚^{18}F-FDG，即使有，SUV也不高。

9.3 判断疾病预后

一般情况下越是恶性的肿瘤，对^{18}F-FDG的摄取越高，表现为SUV更高。临床上可以根据SUV的高低判断疾病预后，SUV高者，预后不佳。

9.4 探查肿瘤原发灶

这是目前^{18}F-FDG PET显像最为常用的适应证，常在临床上无法确定病变时使用。^{18}F-FDG PET显像也用于血清肿瘤标志物增高而找不到原发灶时，以及已经发现有转移病灶或伴副癌综合征的患者。

9.5 判断疾病治疗效果

肿瘤治疗，包括放疗和化疗，都可以使用^{18}F-FDG PET显像对比病灶的SUV，判断、监测治疗效果。

特定患者的化疗方案及所选择的药物是否有效，需要在治疗初期就观察到，如果方案可行并正确，病灶摄取的^{18}F-FDG将明显下降。一般需要在化疗开始前进行一次^{18}F-FDG PET显像，然后在第一次或第二次化疗结束后、下一个化疗即将开始前进行第二次^{18}F-FDG PET显像。比较两次显像中病灶的葡萄糖代谢，第二次^{18}F-FDG PET显像病灶SUV下降30%以上视为治疗方案有效。其他医学影像学诊断方法，包括CT、MR、超声等均无法如此早期的判断，因为这些方法都主要是形态学检查，肿瘤不可能在这么短的时间内在体积、大小方面发生变化。而^{18}F-FDG PET显像反映的是肿瘤的代谢，如果药物有效，在很短时间内肿瘤的代谢就将明显降低。

这方面的工作对使用昂贵化疗药物的患者特别重要。如果药物不对症，花了冤枉钱还是小事，无辜承受药物的副作用，造成身体损伤，耽误了治疗的最佳时间，才是最大的损失。

从这方面的应用来看，即使是连续进行两次^{18}F-FDG PET显像，从经济观点出发，其效益还是巨大的。

但是，要注意，化疗患者用^{18}F-FDG PET显像监测疗效至少在末次化疗结束后1个半月进行，放疗患者在末次放疗结束后2个月进行。这样做的原因是为了避免药物或放射线的持续作用。

9.6 鉴别诊断肿瘤残存或坏死

肿瘤残存与治疗后坏死或纤维化组织单纯形态学检查难以区分，而 ^{18}F-FDG PET显像很容易将二者加以鉴别诊断。肿瘤残存组织会不同程度地摄取 ^{18}F-FDG,而治疗后坏死及纤维化组织不摄取 ^{18}F-FDG。

9.7 用于肿瘤患者的随访

肿瘤患者需要通过定期 ^{18}F-FDG PET显像随访,探查肿瘤有无复发。

9.8 帮助确定活检的穿刺靶点

根据 ^{18}F-FDG PET影像能非常合理地选择活检的穿刺靶点。临床上经常有初次穿刺未能发现病变，通过 ^{18}F-FDG PET影像有的放矢穿刺成功,获得正确病理结果的例子。

9.9 制订放疗计划

依据病灶的放射性分布可确定放疗计划，指导个体化的调强放疗，使治疗效果达到最佳。

^{18}F-FDG PET肿瘤显像反映肿瘤的代谢过程，可以区别坏死与存活的肿瘤组织，显示范围通常与真实的肿瘤边界更为接近。PET显像提供三维立体影像，进行剂量分配，充分考虑肿瘤的不均质性，达到肿瘤治疗的最大生物学效应。通过三维适形调强放疗对病灶区进行高强度的放疗，降低肿瘤活性，达到对肿瘤坏死区和活性区的个体化治疗，因此PET是一种理想的放疗定位工具。

9.10 其他

^{18}F-FDG PET显像其他指征包括在中枢神经系统方面的应用、心肌活力测定，冠状动脉硬化评估，感染及不明原因发热等的检测等。

上述指征是^{18}F-FDG PET显像应用的主要方面，但在临床应用中还有所扩充。同时，不同的恶性肿瘤对^{18}F-FDG的摄取和滞留具有各自的特点。虽然97%的肿瘤能够通过^{18}F-FDG PET显像检出，但也存在一些假阳性和假阴性，了解这些也是必要的。读者可以通过本书后面内容了解^{18}F-FDG PET显像在临床中的应用。

10. ^{18}F-FDG PET显像的假阴性与假阳性

10.1 ^{18}F-FDG PET显像的假阴性

^{18}F-FDG PET显像能检出绝大部分的肿瘤病变，但是并不能检出所有的肿瘤病变。有人统计^{18}F-FDG PET显像几乎能检出97%～98%的肿瘤病变，而对其余的3%左右的肿瘤病变会漏诊，也就是存在假阴性的病例。

^{18}F-FDG PET显像能诊断绝大部分肿瘤，但并不是所有肿瘤，有假阴性，也有假阳性。这是一个很重要的概念。

10.1.1 产生^{18}F-FDG PET显像假阴性的原因

肿瘤病例漏诊，或者说出现假阴性一般可见于以下几种情况。

（1）肿瘤太小：肿瘤体积或直径没有达到PET仪可以分辨的限度，无法显示病灶。一些厂家标示PET/CT仪中PET的分辨率为0.6 cm。实际应用中由于有些肿瘤位置较深或处于较高放射性本底中，其分辨的限度还要打个折扣。所以，如果单独用PET检测，小于0.6 cm的病灶将被漏诊。PET/CT或PET/MRI中的CT（或MRI）分辨率比之为高，因此在这时要利用CT（或MRI）影像仔细分辨病灶。即便如此，仍无法通过PET显像为病灶定性。这样，肿瘤孤立病灶、微小病灶和转移灶无法探测到。

（2）肿瘤“不吃糖”：与大部分肿瘤葡萄糖代谢明显增高不同，有小部分肿瘤葡萄糖代谢并不明显增高，甚至一点也不高。^{18}F–FDG PET显像诊断肿瘤病变的前提是肿瘤细胞大量摄取葡萄糖的类似物^{18}F–FDG。对这类葡萄糖代谢不增高的肿瘤，^{18}F–FDG 就无能为力了。当然必要时可以选择其他显像剂来检测。笔者给这类葡萄糖代谢不增高的肿瘤命名为“不吃糖的肿瘤”。出现这类^{18}F–FDG PET显像假阴性的肿瘤有细支气管肺泡癌、肾透明细胞癌、印戒细胞癌、前列腺癌、神经内分泌癌、类癌、黏液成分高的肿瘤（如胃癌）、低级别肿瘤（如Ⅰ～Ⅱ级星形细胞瘤等）等。

（3）肿瘤位置特殊：某些肿瘤存在于一些特殊的位置，有时也与周围难以分辨而引起假阴性。例如，有些脑肿瘤，其摄取的^{18}F–FDG 如果与周围脑组织相似，有时可能造成假阴性。这时依靠CT或MR影像，有助于避免假阴性。又如，位于结肠部位的肿瘤，有可能被结肠的生理性放射性浓聚而掩盖。因此，要警惕这种假阴性的发生，必要时作延迟显像来鉴别。

（4）肿瘤将^{18}F–FDG分解：见于一些分化比较好的，具有分解^{18}F–FDG–6P能力的肿瘤细胞。例如，分化程度比较高的原发性肝癌细胞具有分解^{18}F–FDG–6P的能力，使其继续氧化，参与三羧酸循环而最终氧化成CO_2和H_2O，逸出肿瘤细胞而使PET找不到其踪迹，造成原发性肝细胞肝癌诊断上的假阴性。

（5）近期治疗的影响：如① 近期曾行化疗或放疗，病灶不摄取^{18}F–FDG；② 近期大剂量类固醇激素治疗后也会造成这样的假阴性等。

（6）检查前患者准备不足：如高血糖、高胰岛素血症的影响。

10.1.2 提高不摄取葡萄糖肿瘤诊断率的方法

某些葡萄糖摄取量不增高的肿瘤，^{18}F-FDG PET显像往往出现假阴性结果。这时如果有条件选择使用另外一些放射性核素显像剂进行PET显像，往往能够做出正确诊断。

例如，新近使用的^{18}F标记前列腺特异性膜抗原（^{18}F-PSMA）诊断前列腺癌具有很高的灵敏度和特异性。同样，^{11}C-胆碱对前列腺癌的分期尤其是再分期也有着很高的灵敏度和特异性。又如^{68}Ga-DOTATOC是一种新型神经内分泌肿瘤PET显像剂。而^{18}F-FDG显像结合^{18}F-乙酸显像可以提高诊断原发性肝细胞肝癌的阳性率。

诊断时要警惕这些不摄取葡萄糖的肿瘤。目前^{18}F-FDG以外的显像剂还不够普及，对于这些病例，多注意CT或MRI影像的特征性表现，有可能避免假阴性，必要时需要密切随访。

10.2 ^{18}F-FDG PET显像的假阳性

^{18}F-FDG PET显像所显示的放射性浓聚区并不都是肿瘤。因此，要注意识别各种放射性增高的原因并注意各种伪影。例如，结核病灶或局部炎症、肉芽组织^{18}F-FDG摄取增高、肠道内容物和泌尿道的放射性可能造成假阳性；年轻人胸腺可以有^{18}F-FDG生理性摄取；放疗可以引起放射性肺炎、胸腔积液对^{18}F-FDG摄取增加；脊柱旁肌和骨骼肌可以生理性摄取^{18}F-FDG；没有经过衰减校正处理的影像会显示全身或皮肤的放射性活性增加；外伤或手术后6个月可表现出对^{18}F-FDG的摄取。笔者曾经遇到一例蚊子叮咬后显示^{18}F-FDG放射性浓聚的病例。近来新型冠状病毒肺炎流行，我们发现疫苗注射点也会显示放射性浓聚。这些都是可能出现的假阳性，需要仔细辨别。

^{18}F-FDG PET显像上发现放射性浓聚区要注意鉴别生理性和良性

病变，尤其是结核、炎症、肉芽组织等，避免出现假阳性。

^{18}F-FDG PET显像上由于放射性浓聚而引起假阳性病变最多见于活动性结核，感染等情况，以及炎症、良性肿瘤和其他疾病（如反应性增生、格雷夫斯病、冬眠心肌等）等。赵军教授等观察了肺结核^{18}F-FDG PET表现的多样性（图10-1）[①]。

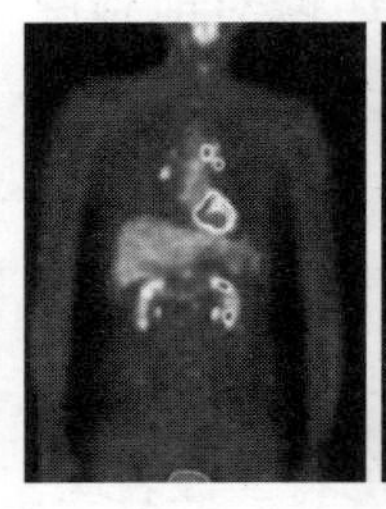
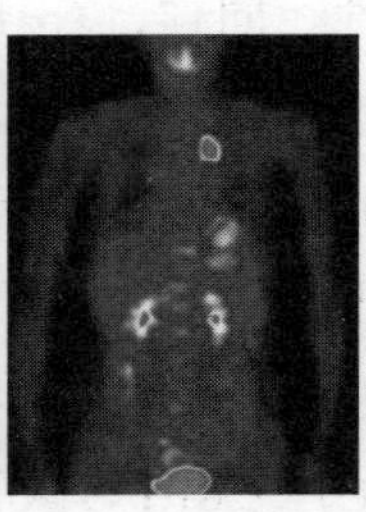
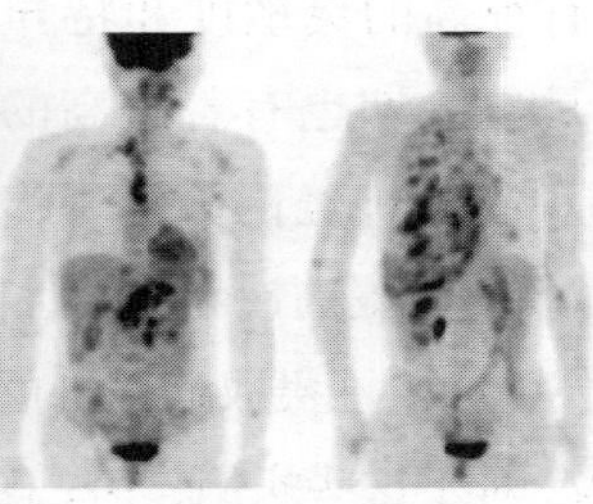
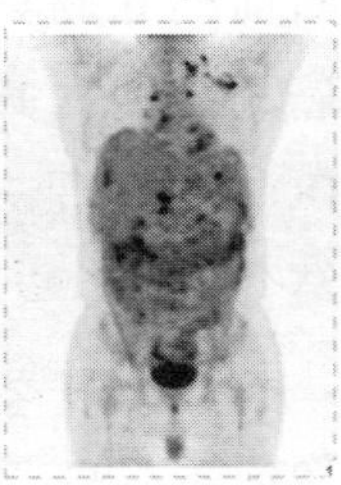

图10-1　肺结核^{18}F-FDG PET影像表现的多样性

生理性摄取也是造成假阳性的常见原因，尤其要注意头颈部、肌肉与棕色脂肪组织、子宫与卵巢、肠道、泌尿道等的放射性分布。

10.3　小结

10.3.1　^{18}F-FDG PET显像假阴性的原因

（1）主要原因：肿瘤体积小于PET分辨率、部分肿瘤“不吃糖”、肿瘤位置特殊、有些肿瘤把^{18}F-FDG彻底分解而不留痕迹。

（2）特殊病变：细支气管肺泡癌、类癌、黏液成分高的肿瘤（如胃印戒细胞癌）、肝细胞肝癌（尤其是高分化肝癌）、一些泌尿生殖系统肿瘤（尤其是高分化肿瘤，如肾透明细胞癌、前列腺癌）、低度恶性级别的

① 资料来源：赵军，林祥通，管一辉，等.2003.结核病^{18}F-FDG PET影像表现的多样性.中华核医学杂志，23（增刊）：37-39.

肿瘤（如Ⅰ～Ⅱ级星形细胞瘤等）、神经内分泌肿瘤（尤其是高分化肿瘤）、高分化甲状腺癌、成骨性和骨硬化性转移肿瘤、患者近期接受过大剂量激素治疗等。

10.3.2 ^{18}F-FDG PET显像假阳性的原因

（1）局部或全身感染性病灶：结核病、化脓性疾病、霉菌病等。

（2）非特异性炎性病灶：如嗜酸性肉芽肿、非特异性淋巴结炎、甲状腺炎、食管炎、胃炎及肠炎、慢性胰腺炎等。

（3）良性肿瘤：如垂体腺瘤、肾上腺腺瘤、甲状腺滤泡状腺瘤、沃辛瘤等。

（4）手术、放疗或化疗的影响：如手术后炎症、活检、放射性肺炎、化疗后骨髓增生或胸腺增生。

（5）生理性摄取与伪影。

11. 选择PET/CT，还是选择PET/MRI

PET/CT目前在临床已经非常普及，在肿瘤诊断等各方面的价值也得到公认。与PET/CT结合PET和CT影像不同的是，PET/MRI结合的是PET和MRI影像。PET/CT和PET/MRI都是核医学技术发展下的产物，两者具有共同点，但在很多方面还是有一定的差别。本章内容不涉及仪器制造上的难易等技术问题，而仅就从一个患者的角度看，做检查时是选择PET/CT，还是选择PET/MRI。

11.1 PET/CT与PET/MRI的异同

（1）PET/CT与PET/MRI的相同点：PET/CT与PET/MRI都是在PET仪上面加装了附带的仪器，PET/CT是在PET上加装了CT，而PET/MRI则是在PET上加装了MRI。作为肿瘤显像，起主要作用的PET的性能和作用是相同的，CT与MRI在这仪器中的主要作用是为PET所发现的病灶做定位。在诊断肿瘤的大方面，PET/CT与PET/MRI基本没有差异。

（2）产生PET/CT与PET/MRI差异的原因：PET/CT与PET/MRI的差异是由于附加的CT与MRI的性能不同所造成的。CT与MRI各有其特点，并且各有其合适的应用范围，构成PET/CT和PET/MRI在临床应用方面的差异。

11.2 PET/MRI的特点

11.2.1 MRI的优点

（1）MRI没有放射性：MRI是目前最为精密和昂贵的医学成像设备之一。MRI的原理是利用在强磁场中的人体里一部分原子和外界磁场的脉冲磁信号产生“共鸣”，而被接收器接收，这个微弱的共振信号由计算机进行后处理，就产生了黑白分明、精细复杂的人体解剖影像。

与PET、CT等其他医学影像设备不同，MRI没有电离辐射，这是它的一大优势。

我们在第5、6章中讨论过，PET/CT对受检者的辐射剂量来自PET和CT二者所产生的辐射剂量。而PET/MRI仅有PET的辐射剂量，MRI不产生（没有）放射性。

因此对于婴幼儿、儿童、妊娠期妇女等特殊人群在病情必须做PET检查时，以及需要多次PET检查密集随访患者，可以考虑优先使用PET/MRI。

（2）MRI对软组织和骨髓的显示比CT为好：PET/MRI对软组织的对比度高，使其对血管及软组织疾病的诊断更为敏感。PET/MRI可以提高动脉粥样硬化斑块和血管生成或干细胞疗法的评价。因此，神经系统、肝脏、前列腺和骨骼肌肉等疾病如需要进行PET显像，可优先考虑使用PET/MRI。

（3）MRI能提供功能信息：PET/MRI能提供血流、分布、灌注、局部生化、代谢状态、氧消耗等功能信息，可以为PET的代谢显像提供补充。

（4）PET/MRI具有多种成像序列：PET/MRI中的MRI可利用不同

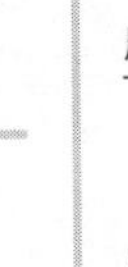

的成像序列对不同病患进行个体化诊治。

11.2.2　PET/MRI相较PET/CT的不足

（1）有些疾病的诊断方面不如CT：如肺癌。

（2）上机时间长：一次PET/MRI检查的上机时间（受检者躺在检查床上的时长）需要近1个小时，相对于一次PET/CT检查时长15～20分钟，延长了2倍多。由于检查时需要受检者保持体位不动，否则难以获得高质量的影像，加之检查床床板坚硬，容易感觉疼痛，如果呼吸不均匀、检查中身体或肢体移动，将对影像产生严重影响。

（3）检查费用高昂：MRI检查费用较高，目前进行一次PET/MRI检查的费用是16 000～18 000元，相对于一次PET/CT检查的费用约7 000元，高了不止一倍。其价格/效益关系需要更多的临床实践来证实。

（4）仪器成本过高：一台PET/MRI仪的售价为250万～300万美元，PET/CT仪为190万～240万美元。由于PET/MRI仪的造价成本过高，投入和产出的周期长，影响了许多医院的部署。

（5）禁忌证较多：如体内装有心脏起搏器、除颤器、助听器、胰岛素泵、药物剂量控制装置等具有控制电路的植入式治疗装置的患者，一般情况下禁止进行PET/MRI检查。近年来一些新的植入装置已经允许在一些新的MRI装置上进行检查。请带有这些装置的受检者咨询自己的医生。

（6）对患者的配合程度要求比较严格：并不是每个患者都能进行PET/MRI检查，无法配合检查的患者，如不能平卧、不能坚持完成检查、具有幽闭恐惧症，以及不能离开生命支持或其他辅助医疗装置的患者不能进行PET/MRI检查，尤其是病重患者和年老体弱患者。

（7）MRI具有强磁场，应用上有限制：PET/MRI检查中会产生高磁场，任何铁磁性物品，包括非磁兼容的电器产品、金属物品会在高磁场环境下受到吸引，也会干扰PET/MRI影像质量，影响诊断结果。MRI的强磁场还有可能对人体和设备造成危害，如会让信用卡消磁、眼镜架变形、心脏起搏器失效等。所以，进入MRI检查室要清除身上的有关物品。

11.3 PET/CT中CT相较MRI的优势与不足

11.3.1 PET/CT中CT相较MRI的优势

（1）PET/CT已经在临床长期使用，其诊断正确性已得到广泛认可，并已经积累了宝贵的经验，应用设备数量继续上升。

（2）肺部病灶，尤其是对肺小结节的诊断、骨骼结构的细节表现、骨折病灶的检出等，CT均优于MRI。早已证实PET/CT检查在中枢神经系统疾病、骨科感染、炎症性疾病的诊断，以及在评价和跟踪转移性疾病方面的效能。

（3）PET/CT中的CT除了提供定位信息外，其数据可以直接用于PET衰减校正。

（4）PET与CT系统之间没有相互影响。

11.3.2 PET/CT中CT相较MRI的不足

（1）PET/CT对软组织的显示不及MRI。

（2）PET/CT只能提供解剖、密度和定位信息。

（3）PET/CT的辐射剂量是PET辐射剂量和CT辐射剂量之和。虽然在安全范围内，但可能会限制一些对此介意的患者的使用。

11.4 PET/MRI展望

今后PET/MRI发展方向是继续攻克技术难关，实现真正的PET与MRI协同，使用更加精准的多参数、多模态分析，有效去除呼吸及心脏

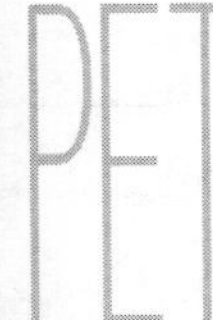

运动对PET影像的影响，使用100%的PET有效计数进行影像重建，达到对比度及清晰度明显上升，定位也更准确的影像。要做到MRI衰减校正影像不仅仅只用于衰减校正，同样也可以用于诊断，使得PET/MRI的扫描流程更简洁，患者屏气和扫描时间更短。我们静待更理想、更完美的医学影像仪器的诞生。

11.5 小结

PET/CT和PET/MRI都是核医学技术发展下的产物。两者具有很多共同点，都是在PET仪上面分别加装了附带的仪器（CT或MRI）。

在诊断肿瘤上，PET/CT与PET/MRI没有大差异，都可以选用。

但二者还是有一定的差别，这些差别是由于附加的CT与MRI性能不同所造成的。

（1）MRI的第一个优点是没有放射性，减少了辐射剂量：婴幼儿、儿童、妊娠期妇女等特殊人群及需要多次检查者，可以考虑优先PET/MRI检查。

（2）MRI对软组织和骨髓的显示较好，还能提供功能信息，具有多种成像序列：神经系统、肝脏、前列腺和骨骼肌肉等疾病患者优先考虑PET/MRI检查。

（3）PET/MRI检查的价格高，上机时间长，禁忌证多，体内有植入物和无法长时间平卧的患者不适合做PET/MRI检查。

（4）PET/CT的应用已经积累了宝贵经验，对肺部病灶、骨骼结构、骨折病灶，CT均优于MRI。

综上所述，我们建议，一般情况下首先选择PET/CT，特殊人群（婴幼儿、妊娠期妇女等）及需要多次检查者可考虑选择PET/MRI。

临床应用篇

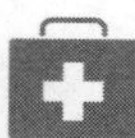

12. ^{18}F-FDG PET在头颈部肿瘤中的应用

12.1 概述

12.1.1 头颈部^{18}F-FDG的正常分布

扁桃体、鼻甲、牙龈、舌表面、咽喉部黏膜、腮腺摄取^{18}F-FDG较高。舌部肌肉摄取FDG较少，颈髓隐约显影。口咽部牙龈和腮腺可见放射性摄取增高，双侧腭扁桃体对称性摄取增高。舌根处横断面可见下颌下腺和舌下腺显影。冠状面可看到腭扁桃体与舌扁桃体组成咽淋巴环（Waldeyer淋巴环）呈“U”字形放射性摄取增高影。在喉咽区梨状窦也有明显的^{18}F-FDG摄取。甲状腺、肌肉与骨骼影像较淡，鼻咽腔几乎无^{18}F-FDG摄取。

12.1.2 ^{18}F-FDG PET在头颈部肿瘤中的应用

（1）诊断肿瘤：^{18}F-FDG PET显像可以显示常规影像未能发现的原发病灶，它对鼻咽癌、口咽、下咽部肿瘤、喉癌、口腔鳞状细胞癌探测的灵敏度较好，而对唾液腺肿瘤诊断的灵敏度较低。部分头颈部肿瘤生长迅速，^{18}F-FDG PET显像的“一站式”检查，避免了不必要的等待过程。此外，PET能发现高^{18}F-FDG 摄取区而确定活检的具体部位，明显提高活检的阳性率。

（2）临床分期：头颈部肿瘤易于局部淋巴结转移。有无区域淋巴结转移对生存率具有重要影响。淋巴结累及患者的预后较无转移者明显变差，五年生存率由50%以上降至约30%。^{18}F-FDG PET显像的应用使区域淋巴结病变的评价过程变得简明和快捷，很好地排除假阳性和假阴性。^{18}F-FDG的摄取可帮助探测未肿大的淋巴结受累，或增强CT扫描漏诊的淋巴结转移。

^{18}F-FDG PET显像一次性扫描能完成全身检查，通过探测远处转移对治疗方案产生巨大影响，12%～34%的患者的治疗通过以临床分期与再分期为目的的^{18}F-FDG PET显像发生改变。因此，建议在首次临床分期与再分期中常规应用^{18}F-FDG PET显像全身扫描。

10%～15%的头颈部肿瘤患者可同步发生第二原发癌，约超过20%的患者可于5年内出现第二原发癌（secondary primary cancer），最常见于食管、支气管、胃以及头颈部位等处。由于头颈部肿瘤患者所发现的多数第二原发癌如支气管肺癌、食管鳞状细胞癌等往往高度摄取^{18}F-FDG，^{18}F-FDG PET显像可以作为确定第二原发恶性病灶的最佳手段。

^{18}F-FDG PET显像的空间分辨率要求病变至少约1 cm才能可靠探测。1 cm以下的病变^{18}F-FDG PET显像的灵敏度可能降低，这点在诊断淋巴结转移时尤为重要。

（3）评价疗效：^{18}F-FDG PET显像可用于探测治疗后残留的病灶及精确评价治疗效果，对于早期评价放、化疗等的疗效具有重要价值。治疗过程中代谢水平的变化先于肿瘤体积的变化，病灶部位^{18}F-FDG摄取增加意味着治疗的失败，治疗中代谢活性的迅速降低可以预示良好的治疗响应，因此可用于确定有效和区分无治疗响应的病例，避免不必要的治疗副作用。

（4）头颈部恶性肿瘤外科手术引起的局部解剖结构紊乱，以及放疗后组织活检困难，使得非侵袭性的^{18}F-FDG PET显像成为诊断治疗后复发的首选方法。

（5）确定头颈部肿瘤放疗靶区：^{18}F-FDG PET显像对于确定放疗靶区具有重要作用，在制订头颈部肿瘤放疗计划时可根据边缘受累的体积来增加放疗照射野，提高肿瘤靶区剂量，避开正常组织，有效降低眼部、腺体及脊髓等的毒性反应，从而使放疗计划最优化。

12.2 鼻咽癌

鼻咽癌是头颈部主要恶性肿瘤之一，最常见的肿瘤病理类型为鳞状细胞癌（约占95%）。鼻咽癌的转移有三种方式：① 向上扩展可直接破坏颅底骨；② 在早期即可有淋巴结的转移，先到咽后淋巴结，然后至颈上深淋巴结，极少转移到颈浅淋巴结；③ 血行转移以骨、肺、肝转移为常见。鼻咽癌的死亡率占全部恶性肿瘤死亡率的2.81%，居第8位。放疗是治疗鼻咽癌的主要方法，但五年生存率仅约50%，大多死于远处转移。

CT及MRI检查对鼻咽癌分期、治疗方案及放疗计划的制订等有帮助，但对于淋巴结及远处转移的整体估计不够准确。FDG对鳞癌的敏感度较高，可以准确发现鼻咽部肿瘤病灶。

12.2.1 临床症状和体征

鼻咽癌发生部位隐蔽，又与眼、耳、鼻、咽喉、颅底骨和脑神经等重要器官相邻，具有易于在黏膜下向邻近器官直接浸润或淋巴结转移的生物学行为，所以症状多变或不明显，常被患者或医生所疏忽。早期鼻咽癌由于肿瘤微小，位于黏膜表面或伴有黏膜下浸润，肿瘤不累及咽鼓管开口，故可无任何症状。如果有回缩性血涕、单侧性耳鸣、听力减退、耳内闭塞感、不明原因的颈淋巴结肿大、面部麻木、复视、伸舌偏斜、舌肌萎缩、头痛等症状，都应该做鼻咽镜和临床检查。

12.2.2 ^{18}F-FDG PET在鼻咽癌中的应用

^{18}F-FDG PET诊断鼻咽癌原发灶的灵敏度在96%以上。临床一般以SUV ≥ 2.5为标准。鼻咽癌的SUV高低与分化程度相关，分化型鳞状细胞癌比未分化癌的SUV高。

（1）诊断原发肿瘤：早期诊断鼻咽癌存在一定困难，仅有约30%的患者首次诊断时处于早期。^{18}F-FDG PET对鼻咽癌的诊断，尤其是隐匿性病灶检出有较好的价值（图12-1）。^{18}F-FDG PET有助于鉴别单纯PET检查或CT检查不能区分的正常生理性摄取、正常变异和良性病变。治疗前^{18}F-FDG PET对未知原发病灶的头颈部肿瘤患者寻找原发灶的意义较大，而对于CT或MRI已清楚显示原发病灶的鼻咽癌患者意义不大。

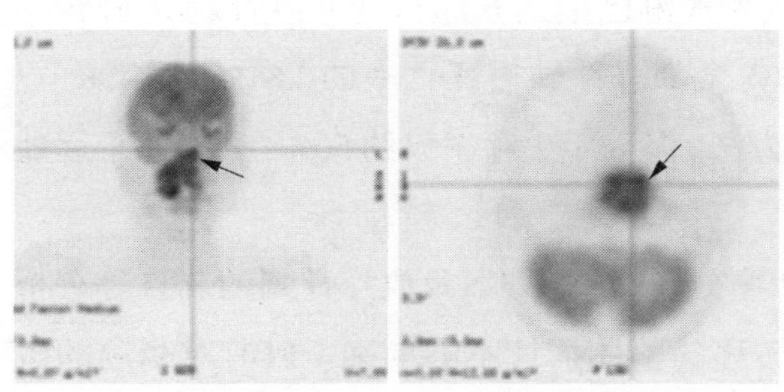

A. PET全身影像　　B. PET断层影像

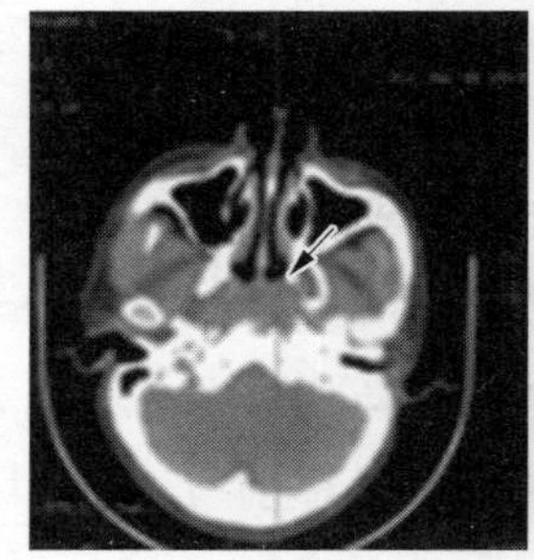

C. CT断层影像

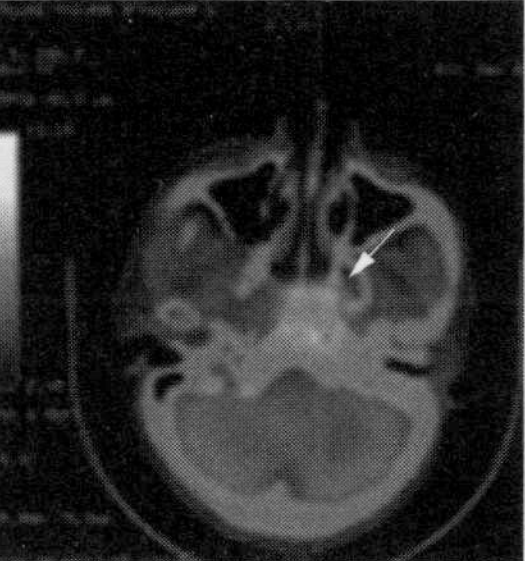

D. 融合影像

图12-1　^{18}F-FDG PET显像诊断鼻咽癌

鼻咽后壁黏膜明显增厚，伴异常放射性浓聚，SUV_{max}10.4，病灶向后侵犯部分骨质边缘，向下蔓延至第二颈椎水平（↑所示）；病理证实为鳞状细胞癌

（2）临床分期：^{18}F-FDG PET对检测鼻咽癌颈部淋巴结转移、远处转移，正确分期有较高的临床价值（图12-2），尤其是常规影像学检查认为颈部淋巴结转移阴性的患者。治疗前明确颈部淋巴结转移^{18}F-FDG PET比CT更准确。鼻咽癌的远处转移常见部位为骨、肺、肝，也可发生胸腔、腹腔及纵隔淋巴结、腹股沟淋巴结等部位转移。一次全身^{18}F-FDG PET显像能检出全身软组织转移灶，也可检出骨骼转移灶。^{18}F-FDG PET常可以检出其他影像学检查没有发现的隐匿病灶从而改变治疗方案。鼻咽癌首诊时约2/3患者有颈部淋巴结转移，远处转移的发生率也较高。

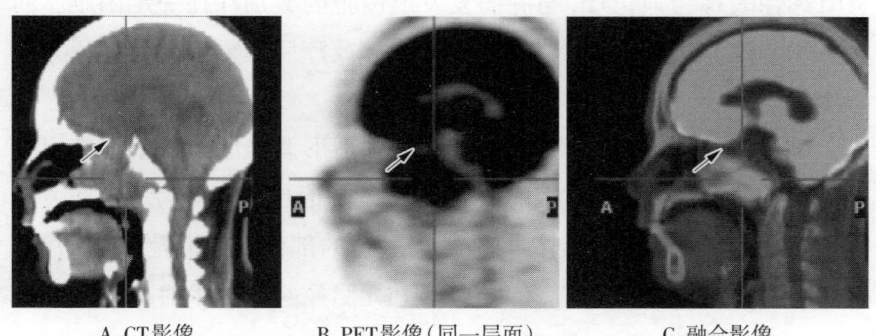

A. CT影像　　B. PET影像（同一层面）　　C. 融合影像

图12-2　^{18}F-FDG PET/CT显像与鼻咽癌临床分期

鼻咽腔团块影，放射性摄取增高，并侵犯颅底骨质（↑）

（3）评价早期治疗疗效：常规评价疗效的方法主要以治疗前后肿瘤大小为准来确定有效或疾病进展，由于治疗后肿瘤体积变化滞后于肿瘤细胞死亡，造成形态学影像上残存肿块的持续存在，而且治疗后即使肿块缩小者也有可能还存在一定数量有活性的肿瘤细胞，因此，CT等检查对早期疗效评估的价值有限。

^{18}F-FDG PET可以通过视觉或定量分析，在临床或亚临床水平为

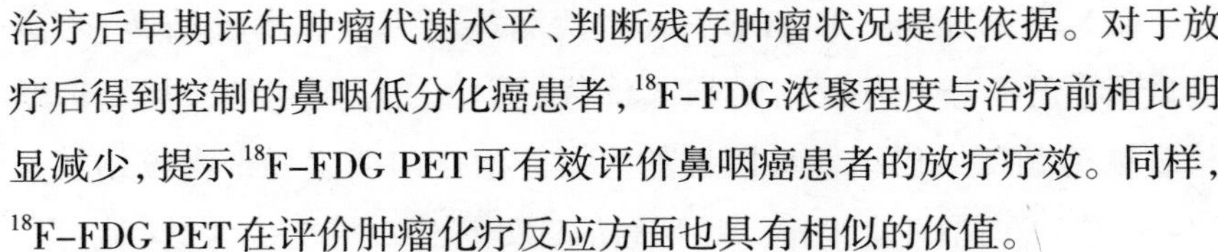

治疗后早期评估肿瘤代谢水平、判断残存肿瘤状况提供依据。对于放疗后得到控制的鼻咽低分化癌患者，^{18}F-FDG浓聚程度与治疗前相比明显减少，提示^{18}F-FDG PET可有效评价鼻咽癌患者的放疗疗效。同样，^{18}F-FDG PET在评价肿瘤化疗反应方面也具有相似的价值。

（4）治疗后监测肿瘤复发：根治性放疗结束后，约30%患者有可能复发。早期检出肿瘤复发从而及时的治疗，对降低死亡率、提高生命质量及延长生存期十分重要。肿瘤复发葡萄糖代谢增高，SUV明显增高，而绝大部分纤维化、坏死和瘢痕组织葡萄糖代谢不增高。

鼻咽癌放疗后易引起迟发性脑干及颞叶脑组织的放射性损伤，MRI影像表现为强化灶，与肿瘤复发或侵犯的鉴别存在一定困难。而^{18}F-FDG PET检查能较可靠地鉴别鼻咽癌放疗后脑干放射性坏死与肿瘤复发。

（5）确定放疗靶区：三维适形放疗和适形调强放疗技术的应用有望进一步提高放疗疗效。靶区的准确定位是治疗成败最为基础和关键性的步骤。放疗方案的制订一般考虑肿瘤的部位及浸润范围、器官活动影响及放疗剂量分布等。^{18}F-FDG PET影像融合技术对确定放疗靶区具有重要作用。

12.2.3 注意事项

（1）咽炎也摄取FDG，SUV可以大于2.5，同样可有颈部淋巴结稍肿大，而与鼻咽癌难以鉴别，造成假阳性。

（2）常规放疗后的原肿瘤病变部位可能有治疗后的放射性炎症存在，FDG的摄取也会增高，可能与复发混淆。所以，PET/CT检查应在放疗结束后至少1月，最好3月后进行，以取得最佳效果。

（3）头颈部的腮腺、颌下腺、咽喉部及颈部的肌肉运动等也会导致FDG的摄取增高，需要注意鉴别。

总之，鼻咽癌通过一次全身 ^{18}F-FDG PET显像，可以检出以往传统影像学检查结果为阴性的隐匿病灶，对于鼻咽癌颈部淋巴结转移、远处转移的探测有较高的临床价值，对于判断疗效、早期检测肿瘤残存或复发方面也优于以往的影像学检查方法。

12.3 鼻窦癌

伐木工人鼻与鼻窦腺癌的发病率很高，焊工、鞋业制造工人、鼓风炉工人及接触镍、煤者均属高危人群。鼻窦癌包括上颌窦恶性肿瘤、筛窦恶性肿瘤、额窦恶性肿瘤和蝶窦恶性肿瘤。

鼻窦癌以鳞癌居多，病变表现为明显增高的 ^{18}F-FDG摄取，CT判断颌面部骨骼侵犯较其他影像学检查具有明显优势，PET/CT在鼻窦癌诊断与鉴别诊断方面发挥良好作用。同样，转移淋巴结高度摄取 ^{18}F-FDG，使 ^{18}F-FDG PET显像进行鼻窦癌的临床分期也具有高灵敏度、特异性和准确性。鼻窦、鼻腔及眶内肿瘤的治疗，^{18}F-FDG PET显像比MRI和CT提供更多临床信息，对治疗方案产生重要影响。

12.4 咽癌

咽的中间部分亦称口咽，为口腔向后方的延续部分，介于软腭与会厌上缘之间。口咽包括舌根、软腭、相应咽后壁和咽侧壁、扁桃体、会厌谷和会厌。口咽黏膜下分布有丰富的淋巴组织，除散在的淋巴结外，集中的淋巴组织形成扁桃体样组织，组成咽淋巴环，即韦氏环，包括鼻咽部的咽扁桃体、口咽两侧的腭扁桃体及舌根两侧的舌扁桃体。咽淋巴环对消化道和呼吸道有防御和保护作用。

南亚一些国家咽癌发病率高与咀嚼槟榔和烟叶关系密切；咽癌还可能是头颈部肿瘤放疗后引起的第二原发癌；近年认为咽癌发生与人

类乳头状病毒可能有一定关系。

^{18}F-FDG PET显像较少应用于咽癌诊断，原因是较易取得口咽部病理活检组织。加上口腔多个唾液腺的分泌和生理性摄取，并且可能存在的口咽部炎症，使^{18}F-FDG PET显像在咽癌早期诊断方面并不占优。

口咽癌患者是否存在下颌骨浸润对于确定手术范围十分重要。^{18}F-FDG PET /CT探测下颌骨侵犯方面具有更高灵敏度，特异性略高于MRI。^{18}F-FDG PET显像假阴性率为0，假阳性率为33%。因此，^{18}F-FDG PET显像是探测下颌骨侵犯的可靠方法。^{18}F-FDG PET显像也用于咽癌放疗靶区定位，可明显提高咽癌的局部控制率，进而改善生存率。

12.5 舌癌

我国舌癌在口腔癌中列居首位，占口腔癌的32.3%～50.6%。近年来发病率明显上升。舌癌以溃疡型和浸润型多见，颈部淋巴结转移率在口腔癌中居首位，远处转移主要发生在晚期或复发病例。舌癌主要通过活检明确诊断。Ⅰ、Ⅱ期舌癌五年生存率为70%～90%，Ⅲ、Ⅳ期五年生存率为30%～40%。

^{18}F-FDG PET显像主要用于舌癌的临床分期和术后复发的判定。^{18}F-FDG PET显像可准确显示舌原发病灶范围，据此确定舌部病灶切除的安全缘，确定术前是否需行颈部清扫术。^{18}F-FDG PET显像对舌癌原发灶诊断的灵敏度和特异性均比单独CT检查有明显提高。^{18}F-FDG PET显像在探测舌癌淋巴结转移方面的能力优于CT或MRI检查，可有效鉴别患者是否存在淋巴结累及，从而为部分患者避免进行颈部淋巴结活检提供帮助。CT或MRI检查分期为N_0的舌癌患者，通常情况下淋巴结转移率约为20%。

^{18}F-FDG PET显像是诊断口腔癌患者骨浸润的可靠方法。在判断

术后复发的方面应用较多并具有明显优势。主要的局限性在于良性淋巴结炎引起的假阳性较高，另一方面又难以发现微小转移灶。

12.6 喉癌

喉部恶性肿瘤发病率日益增多，仅次于鼻咽和口咽。喉癌的诊断主要依靠详询病史，凡持续性声嘶超过4周，年龄超过40岁者，均需作喉镜检查。

^{18}F-FDG PET显像对喉癌的诊断及复发检测具有良好优势，有可能免除部分侵袭性诊断检查。此外，通过影像融合可指引到喉部代谢最为活跃的区域进行活检。

在喉癌或咽癌放疗后可疑复发时，^{18}F-FDG PET显像可作为临床首选的诊断方法。检查结果阴性，不需要进行组织学活检。如果检查结果阳性而活检结果阴性，数月之后随访^{18}F-FDG PET显像，如果FDG的摄取逐渐减低则表明局部复发的可能性不大。

对于放疗后喉部水肿的患者，^{18}F-FDG PET显像是首选的诊断方法。检查结果阳性，可以准确地引导医生在高代谢区域进行活检，从而达到降低取样误差、避免损害已经水肿但并非恶性的喉部结构。

^{18}F-FDG PET显像发现喉癌远处转移可达到近100%的准确率。喉癌诊断要注意排除炎性、生理性或其他原因导致的声带或整个喉部的良性放射性摄取增高。

12.7 甲状腺癌

甲状腺癌是最常见的内分泌系统恶性肿瘤，女性较男性发病率高。主要组织学类型包括乳头状癌、滤泡性癌、未分化癌及髓样癌，分别占整体甲状腺癌的80%、15%、2%和4%。其中，乳头状癌、滤泡性癌又称为分化型甲状腺癌，占所有甲状腺癌90%以上。

甲状腺位置表浅，多数情况下甲状腺癌诊断并不困难。甲状腺疾病的诊断首选B超等方法。B超和B超引导下的细针穿刺非常简便有效。^{131}I显像也是经典的甲状腺疾病显像方法，特别是在甲状腺癌术后复发灶及转移灶的探查中广泛应用。

^{18}F-FDG PET显像中正常甲状腺有部分（5%）可浓聚放射性而显影，双侧甲状腺轻度浓聚，分布均匀，而部分正常甲状腺可不显影，因此增加了判断正常与否的难度。如果甲状腺局部放射性浓聚，要考虑病变的可能（如图12-3所示病例），需要进一步鉴别诊断。此外，多种甲状腺良性病变（腺瘤、单纯性甲状腺肿、格雷夫斯病、结节性甲状腺肿等）也可摄取^{18}F-FDG从而造成假阳性。因此，在解释显像结果时就要充分考虑到各种可能，仔细加以鉴别。

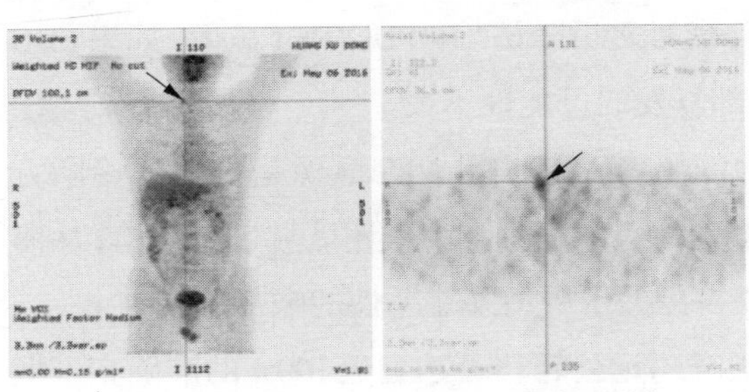

A. PET全身影像　　B. PET断层影像

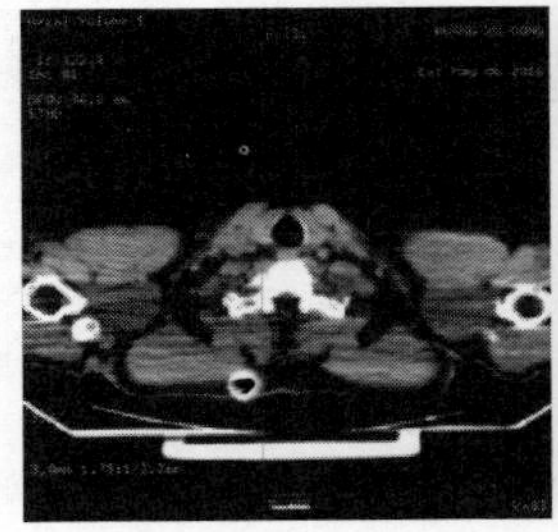

C. CT断层影像

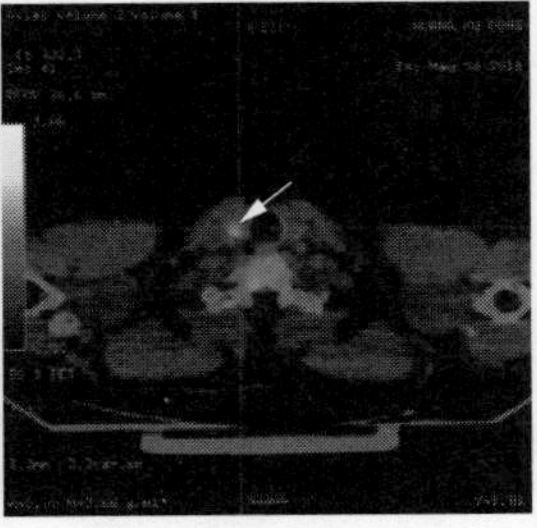

D. 融合影像

图12-3　体检发现甲状腺癌
男性，43岁，体检偶然发现右侧甲状腺内点状葡萄糖代谢增高灶（↑），建议随访；经超声、穿刺及手术，确诊为甲状腺癌

分化型甲状腺癌患者的随访过程中还经常用到血清甲状腺球蛋白(Tg)测定，Tg增高提示复发和转移的可能。临床上有时会发生Tg增高而^{131}I全身显像阴性的情况，即Tg强烈提示复发和转移，而^{131}I全身显像无法证实，这时应用^{18}F-FDG PET显像就有鉴别甲状腺良性、恶性结节的意义。

因此，^{18}F-FDG PET显像适用于：① Tg增高怀疑肿瘤复发而^{131}I全身显像阴性找不到病灶时；② Tg、^{131}I全身显像均为阴性，但Tg自身抗体阳性；③ Tg、^{131}I全身显像，Tg自身抗体均为阴性，但临床上强烈怀疑肿瘤复发等临床疑难的情况下。^{18}F-FDG PET显像不仅能发现甲状腺部位的病灶，还可以显示全身的转移灶。图12-4所示患者除了甲状腺发现异常放射性浓聚外，还显示颈淋巴结和双肺的广泛异常放射性浓聚，提示甲状腺癌伴颈淋巴结和双肺转移。

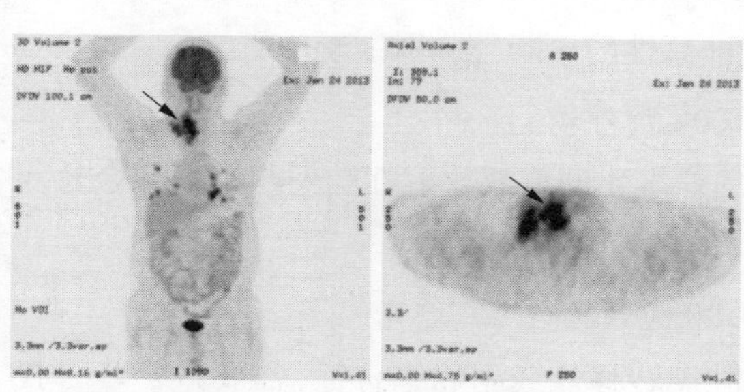

A. PET全身影像　　B. PET断层影像

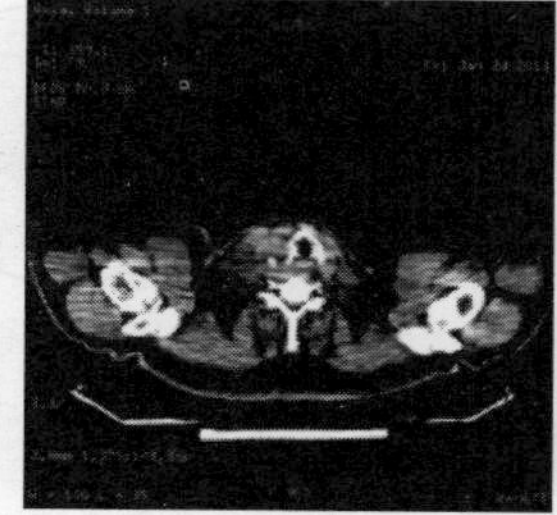

C. CT断层影像

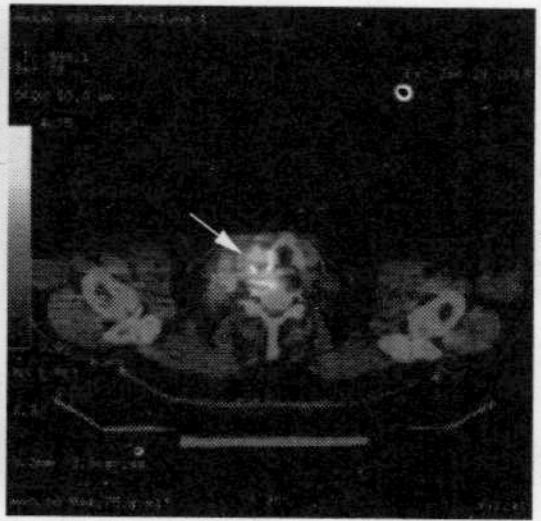

D. 融合影像

图12-4　甲状腺癌伴转移^{18}F-FDG PET/CT影像

右侧甲状腺明显肿大，内见点状高密度影，伴异常放射性浓聚(↑)，SUV_{max}12.8，与周围肿大淋巴结分界不清，伴双肺异常放射性浓聚

13. ^{18}F-FDG PET在胸部疾病中的应用

13.1 概述

13.1.1 胸部肿瘤^{18}F-FDG PET显像适应证

（1）肺癌TNM分期和再分期。

（2）肺部占位病变良性、恶性的诊断与鉴别诊断。

（3）早期监测和评估放、化疗疗效。

（4）肺癌治疗后肿瘤的纤维化瘢痕或放射性肺炎与肿瘤残余及复发的鉴别诊断。

（5）不明原因的胸腔积液检查。

（6）临床上首先发现肿瘤转移灶或副癌综合征，需要进一步寻找肿瘤的原发灶。

（7）指导肿瘤放疗计划的制订，提供肿瘤代谢信息。

（8）帮助确定肿瘤的活检部位。

（9）评估恶性病变的分化程度及预后。

13.1.2 影像分析方法

（1）目测法（定性分析法）：目测肿瘤部位的放射性摄取程度（即定性分析）：这是最基本的方法。在各个层面寻找异常放射性浓聚灶

(“热区”),并注意与生理性摄取或炎症等良性病变导致的假阳性摄取区分。对于胸部病灶,一般将病灶的放射性摄取程度与纵隔血池的摄取程度进行比较,分为4级(分级及其意义详见本书“3.3.1”相关内容)。

(2) 半定量分析法:SUV是目前最常用的评价病灶FDG摄取程度的半定量分析指标。肺内结节,一般以SUV=2.5作为良性、恶性鉴别的临界值,即SUV ≥ 2.5诊断为恶性可能(图13-1)。在对PET影像进行分析的同时可参考CT或MRI影像及融合影像,结合解剖信息对PET上的高浓聚灶进行定性和定位。诊断要结合CT影像表现,结节的大小、边缘是否光滑,有无毛刺、分叶及牵拉等。

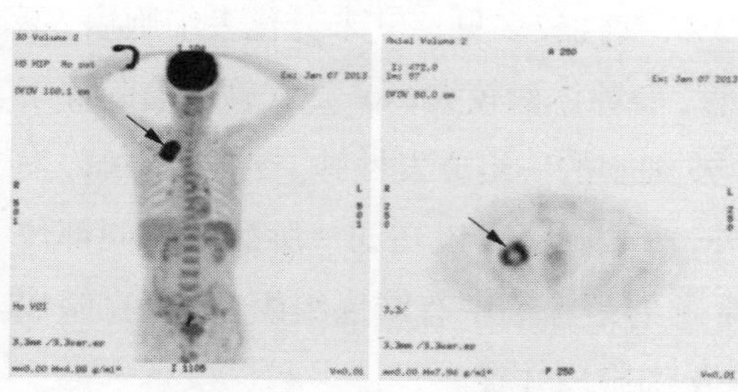

A. PET全身影像　　B. PET断层影像

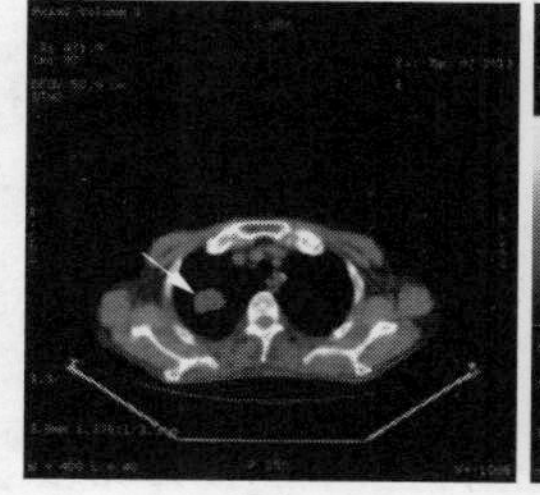

C. CT断层影像

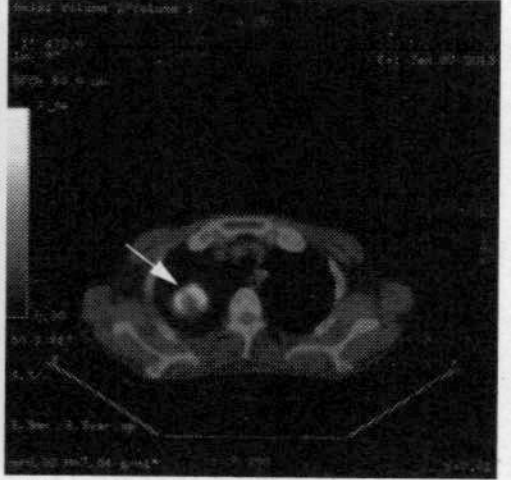

D. 融合影像

图13-1　右肺占位,抗炎后复查CT病灶较前增大

右肺尖异常环形放射性浓聚灶(↑),SUV_{max}14.9,延迟后SUV_{max}16.7

13.2　肺癌

13.2.1　概述

近年来我国肺癌发生率逐年上升,死亡率为各种癌症死因之首,发

病率及患病绝对人数均占全世界第一位。肺癌的发病病因相关危险因素主要包括吸烟，石棉、砷、氡职业接触史，非烟草相关的多环芳族烃的摄入以及室内空气污染（如燃煤炉灶和烹饪油烟）、精神因素以及遗传基因易感性等，其中吸烟是目前公认的肺癌病因中最重要的因素，有吸烟习惯者肺癌发病率比不吸烟者高10倍。

按癌细胞形态特征，肺癌通常分为：① 鳞状上皮细胞癌（鳞癌），为肺癌中最常见的一种类型，约占50%；② 未分化小细胞癌，约占20%；③ 腺癌，大多起源于较小的支气管黏膜分泌黏液的上皮细胞，多见于女性，发病年龄亦较小，约占20%；④ 细支气管肺泡癌，是腺癌的一种特殊类型，在各类肺癌中约占3%，女性较多见；⑤ 未分化大细胞癌，不多见，约半数起源于较大支气管，癌肿体积较大；⑥ 支气管腺瘤起源于支气管黏膜下黏液腺及腺管上皮细胞的一组原发性肺、支气管肿瘤，发病率较低，仅占2%左右。此外，少数肺癌可以在同一肿瘤的不同部位存在不同的组织学类型。较常见的是腺癌中有鳞癌组织，亦可在鳞癌中有腺癌组织或鳞癌与未分化小细胞癌并存。

肺癌的扩散和转移一般通过局部直接蔓延扩散、淋巴道转移、血道转移、气道播散等数种途径。

肺癌的检出率相对来说并不高。对于有高危因素的人群（吸烟者等），肺癌的早期发现十分重要。目前，肺癌最常用的诊断方法还是CT检查。CT的确能发现肺部的一些微小结节，但是对于结节的性质（良性、恶性），有时并不能提供确切的证据，仍需通过病理活检来明确诊断。但是，病理活检过程是有创的，且在部分情况下也并不一定能取到有肿瘤活性的组织。

^{18}F-FDG PET显像在肺癌患者的早期诊断和治疗反应的评估方面起重要作用。^{18}F-FDG PET显像尤其适用于肺部孤立性肺结节（SPN）

的诊断、鉴别诊断，进行肿瘤分期，指导选择临床治疗方案，肿瘤放疗的精确定位，监测肿瘤有无复发，评价放、化疗的疗效及患者预后等。

13.2.2　孤立性肺结节的定性诊断

评估可疑的孤立性肺结节是 ^{18}F-FDG PET显像的适应证之一。8 mm 以上的结节通常能被检出。PET/CT及PET/MRI将形态学与功能学检查融为一体，为孤立肺结节（SPN）无创定性诊断提供了新工具。PET/CT中的CT精确显示病灶部位、大小及形态，显示肺癌对周围血管、支气管、纵隔及相邻胸壁的侵犯程度；同机PET能反映肿瘤的代谢活性，表达肿瘤细胞的恶性程度。^{18}F-FDG PET显像集两者之优，明显提高肺内孤立肺结节的诊断准确率。

典型肺癌 ^{18}F-FDG PET显像参见图13-2，转移淋巴结也呈单发结节状或融合成团块状高放射性浓聚。中央型肺癌伴阻塞性肺不张或肺炎时可见“彗星尾征”，即明显放射性浓聚的肿块伴放射性摄取程度较低的阻塞性肺炎病灶。转移淋巴结亦出现异常放射性浓聚。

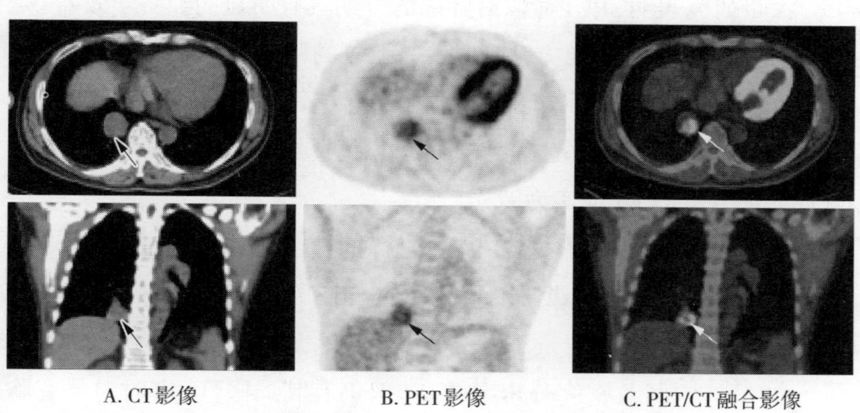

A. CT影像　　B. PET影像　　C. PET/CT融合影像

图13-2　肺癌 ^{18}F-FDG PET/CT影像

右肺下叶内侧椭圆形块影，异常放射性浓聚（↑），SUV_{max} 6.2；手术病理证实为右下肺低分化鳞癌仅依据SUV判断肺内良性、恶性病变有局限性。血糖浓度，病灶葡萄糖转运蛋白-1（GLUT-1）水平，病灶直径、密度、供氧情况及分化程度等均影响SUV水平。有些肺部肿瘤放射性摄取仅为轻度增高，PET的表现不典型，会产生假阴性结果。假阴性多见于生长缓慢的肿瘤。

PET/CT的假阳性常见于结核、肺内非特异性炎症、脓肿、真菌感染、韦格纳肉芽肿病、结节病等。多由于中性粒细胞、类上皮细胞和巨噬细胞及淋巴细胞的浸润导致局部代谢活跃，葡萄糖利用率增高，而引起SUV增高。

因此，肺癌^{18}F-FDG PET/CT显像结果的呈现需要综合临床症状、实验室检查、既往史及现病史、疫病接触史及诊疗过程等详细资料，以求获得准确诊断。仅仅依靠SUV，不能明确诊断结节是良性或恶性。一般情况下，如果结节FDG不显影，短期随访是合理的。如果结节浓聚FDG，则首选活检或手术切除。

13.2.3　肺癌分期

大量研究表明，PET显像对肺癌的分期具有明显的经济学效益，是肺癌治疗前分期的主要方法，并影响肺癌的临床治疗决策。^{18}F-FDG PET显像可以使分期更准确，以优化治疗方案。肺癌早期，PET/CT检查最常用于评估原发灶范围和寻找远处转移。约有10%的患者转移灶CT随访阴性，而PET证实为转移。

（1）T分期：主要依据CT提供的解剖信息评价肺癌大小和对胸壁、周围血管、支气管及纵隔的侵犯，结合PET的生物学信息准确进行T分期。

CT虽然空间及密度分辨率较高，但仍有其局限性，有时对伴有胸腔积液患者的良性、恶性鉴别有一定困难。少数病例胸腔积液为炎症反应，有别于胸膜腔广泛转移的肺癌患者。后者分期已为T_4无法手术，而炎性胸腔积液明显降低肿瘤T分期而提供了手术可能。PET/CT有机结合形态和功能,T分期更为精确。

(2) N分期:肺癌有无淋巴结转移是确定肺癌分期、决定治疗方案和推测预后的重要因素。以往认为CT上直径小于1 cm的淋巴结皆为阴性,而实际工作中有些直径小于1 cm的淋巴结可能已经转移,而部分直径明显大于1 cm的淋巴结有可能是慢性炎性淋巴结或增生。PET对阳性结果的判断标准不依赖于淋巴结的大小,而取决于其代谢程度(图13-3),因而比CT更符合实际。PET/CT结合淋巴结大小及FDG摄取程度,对淋巴结的定性较为准确。

PET检测恶性淋巴结非常敏感,然而缺乏特异性。纵隔镜检查是淋巴结分期的金标准,PET阳性的纵隔结节最好行纵隔镜检查。

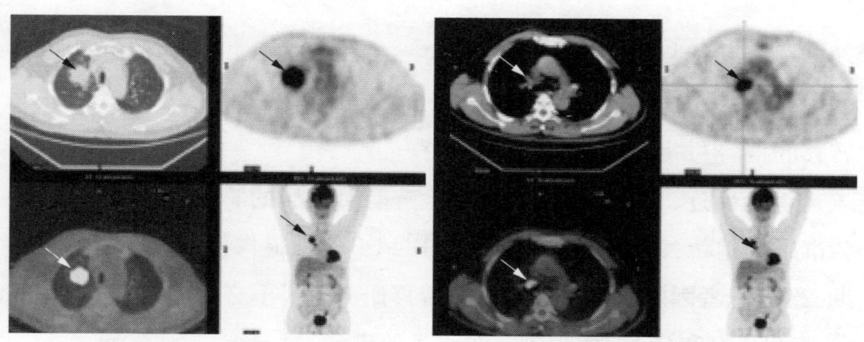

A. 胸部断层影像,示肺炎病灶　　B. 胸部断层影像,示肺门淋巴结

图13-3　^{18}F-FDG PET/CT影像在肺癌分期中的应用:淋巴转移

A. 右肺上叶尖段肿块,SUV_{max}12.7; B. 右侧肺门肿大淋巴结,SUV_{max}5.5

手术病理证实为低分化腺癌并右肺门淋巴结转移($T_2N_1M_0$, II_A期)

(3) M分期:肺癌易出现肾上腺、骨、脑和肝脏等脏器的转移(图13-4)。对肺癌病灶有无远处转移需要全身评价,^{18}F-FDG PET显像检查常规扫描范围包括全身,因此是评价肿瘤远处转移的最佳方法,既有

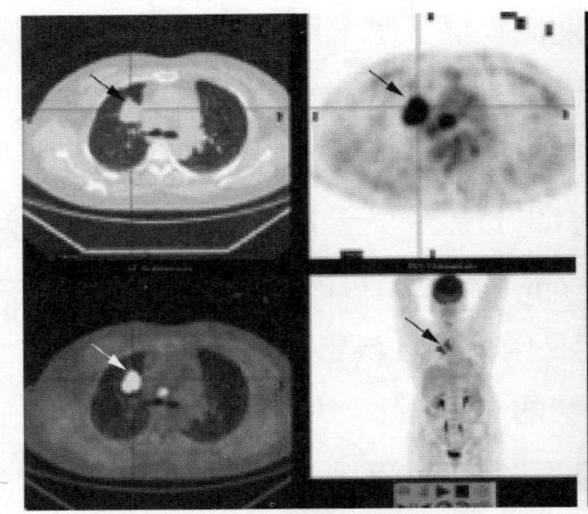

A. 胸部断层影像，示肺原发灶

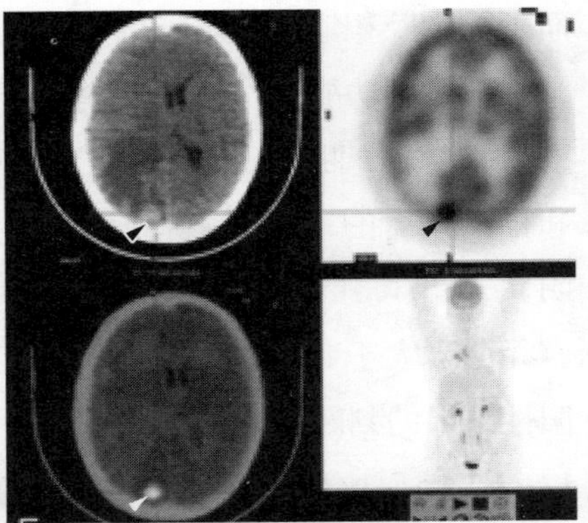

B. 胸部断层影像，示脑枕叶转移灶

图 13-4　[18]F-FDG PET/CT 显像在肺癌分期中的应用：远处转移

A. 右肺上叶前段不规则肿块影（↑），放射性摄取增高，SUV_{max}9.8；B. 除肿大淋巴结外，右侧枕叶见约 1.2 × 1.5 cm 软组织肿块（▲），SUV_{max}13.8

最终诊断右上肺癌并右侧枕叶脑转移，病理证实为右上肺中分化腺癌（$T_2N_1M_1$，Ⅳ期）

功能显像又能提供精确的解剖结构。在M分期中，PET探测远处转移的灵敏度为93%，特异性为96%。经常有通过PET检查发现意外远处转移的报告，并引起其治疗方案改变。

综上所述，[18]F-FDG PET显像检查能对肿瘤的T、N、M分期做出较为准确的判断，26%～30%患者因[18]F-FDG PET显像检查改变了临床分期，部分患者因肿瘤已有远处隐匿转移而避免了不必要的手术，另一部分患者因降低了分期而得到及时手术的机会。

肺癌分期是一个最重要的临床预后指标，同时也是极为重要的治疗预测因子。依据分期制订肺癌的治疗策略，是目前公认的个体化治疗基本标准之一。[18]F-FDG PET显像可以识别肿瘤对周围胸壁、血管或纵隔等的侵犯，准确定位转移淋巴结，定位罕见及少见部位远处转移灶，可使一部分非小细胞肺癌（NSCLC）患者的分期上调（发现CT未发现的转移病灶）或下调（排除CT上可疑的病灶），分期更准确。由于

^{18}F-FDG PET/CT显像而改变了对肺癌临床治疗决策。PET/CT检查可以使分期更准确,可以优化治疗方案。

13.2.4　判断肺癌治疗疗效

肺癌治疗后形成纤维化、坏死及瘢痕组织,CT、MRI等形态学检查很难与肿瘤残留、复发相鉴别。肿瘤组织葡萄糖代谢旺盛,坏死纤维化组织葡萄糖代谢低下甚至没有,因此PET能较好地鉴别瘢痕与残余肿瘤组织,有助于及时发现复发和转移,调整治疗方案。较早证实残余肿块为纤维化或坏死组织,避免了不必要的过度治疗。在部分小细胞肺癌,某些化学药物的治疗可导致癌细胞产生抗药性,这类患者在化疗后虽然胸部X线摄影(胸片)可显示肿瘤范围的缩小,但如果^{18}F-FDG在肿瘤局部的摄取异常增高,常提示化疗无明显效果,并可能产生肿瘤的抗药性;相反,另一些患者在化疗后肿瘤范围未见明显变化,但局部^{18}F-FDG摄取明显减低,仍提示治疗方案有良好的效果。在肺癌放疗后出现肺的纤维化时,CT检查较难与肿瘤的残余或复发进行鉴别,^{18}F-FDG PET/CT则有助于两者的鉴别。

^{18}F-FDG PET/CT肺癌显像主要是依据肺癌细胞对^{18}F-FDG的摄取变化来反映肿瘤细胞活性的。对于肺癌治疗后行^{18}F-FDG PET/CT显像,则可以通过^{18}F-FDG的摄取情况来反映治疗后肿瘤细胞的活性,而且可以在形态发生明显改变前较早的检测出病灶的代谢改变,以此来评价治疗后效果。

完全有效(CR):全部病灶^{18}F-FDG摄取完全消失。

部分有效(PR):肿瘤^{18}F-FDG摄取减少50%,无新的^{18}F-FDG摄取灶(图13-5)。

疾病稳定(SD):肿瘤^{18}F-FDG摄取减少小于50%、大于25%,无新的^{18}F-FDG摄取灶。

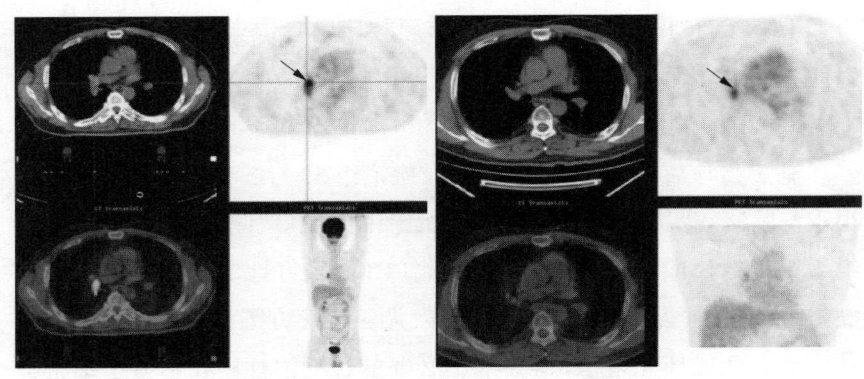

A. 治疗前　　B. 治疗后

图13-5　肺癌治疗前后 ^{18}F-FDG PET/CT影像对比——治疗后明显好转（PR）
右肺癌，化疗2个疗程后复查PET，治疗后右肺门肿块形态缩小，代谢程度减低，提示治疗后活性明显受抑，病情好转，但仍有少许肿瘤存活

疾病进展（PD）：肿瘤 ^{18}F-FDG摄取增加25%或出现新 ^{18}F-FDG摄取灶。

PET/CT能及时地对治疗方案进行评价并有助于及时调整治疗方案。一般建议化疗后6周，放疗后间隔2～3月接受PET/CT检查，以便可以正确判断肿瘤的活性。因为如果在化疗后短期内即进行PET检查，由于化疗药物仍在作用，可能出现假阴性结果。而在放疗后短期内即进行PET检查，由于放疗后引起的放射性肺炎，以及肿瘤坏死组织中巨噬细胞糖酵解的影响，有可能出现假阳性结果。

13.2.5　指导放疗计划

^{18}F-FDG PET显像可以提供形态及代谢双重信息，利于优化放疗计划的制订。其在非小细胞肿瘤（NSCLC）放疗中的应用，提高了肿瘤分期精确性和靶区勾画的准确性，将肿瘤体积，代谢活性、周围组织及体表解剖及定位标志显示结合起来，进一步优化了靶区的剂量分布，为实现生物适形调强放疗奠定了基础。

^{18}F-FDG PET显像可以利用多种不同性质的显像剂，从肿瘤组织的血流灌注、代谢、增殖活性、乏氧、肿瘤特异性受体、血管生成及凋亡等方面进行肿瘤生物学靶区（BTV）的定位，根据肿瘤边缘受累的体积增加放疗照射，提高肿瘤靶区的剂量，降低肺及食管等正常组织的毒性反应。PET/CT能区别肿瘤与肺不张及阻塞性肺炎，检出淋巴结转移更加敏感，因此PET/CT对肿瘤区（GTV）放疗计划的制订更加精确，正常组织受照射量减少，放射性肺炎能得到有效预防。在调强放疗（IMRT）时，应该首先想到进行PET/CT检查。PET可以提供肿瘤的代谢信息，可以通过细胞的代谢，摄取^{18}F-FDG的情况来鉴别坏死或增生的肿瘤细胞。因此，IMRT可以对^{18}F-FDG高摄取的细胞区域增加放射剂量，使治疗效果提高，并且避免了非肿瘤组织额外的放射损伤。

13.2.6 评价疾病预后

PET体内评价非小细胞肺癌（NSCLC）的葡萄糖代谢率是一个独立的预后指标，这可能由于NSCLC的^{18}F-FDG代谢与肿瘤细胞的生长率和增殖能力相关。Ahuja V等报道155例NSCLC患者，排除肺癌临床分期、病理类型、治疗方式等因素的影响，结果显示SUV＜10的118例患者，平均中位生存期为24.6个月，SUV＞10的37例患者，平均中位生存期仅为11.4个月①。

13.2.7 ^{18}F-FDG PET显像诊断肺癌的假阴性、假阳性及其鉴别诊断

肺癌^{18}F-FDG PET/CT诊断中的缺点是假阴性率较高，主要见于病灶摄取^{18}F-FDG过少：① 病灶较小，小于8 mm的病灶由于容积效应，无法显示。② 化疗后4周以内，放疗后6周内。由于肿瘤活性暂时被压制

① 资料来源：Ahuja V, Coleman R E, Herndon J, et al., 1998. The prognostic significance of fluorodeovyglucose positron emission tomography imaging for patients with nonsmall cell lung carcinoma. Cancer, 83(5): 918–924.

而不显示。③ 部分“不亲糖”的肿瘤，如支气管肺泡癌。由于这部分肿瘤不摄取葡萄糖，因而表现为假阴性。其他不摄取葡萄糖的肿瘤有类癌、印戒细胞癌，含黏液成分高的肿瘤等。

产生假阳性的主要病理特点是为炎症细胞浸润，而肉芽肿性炎症（包括结核性肉芽肿、隐球菌性肉芽肿和炎性假瘤）也主要表现为这一病理过程。因此，肺部肉芽肿性炎症是导致PET/CT假阳性的主要因素。肉芽肿分为结核性肉芽肿、隐球菌病、炎性假瘤、肺球虫病、组织胞浆菌病、机化性肺炎、非特异性炎症等。

（1）肺结核：肺结核是由结核杆菌引起的慢性肺部感染。陈旧性结核与稳定期结核病灶一般不摄取或很少摄取FDG。在^{18}F-FDG PET显像上容易产生假阳性显像的结核病灶往往是增生型与混合型结核，以结核性肉芽肿为主。结核病灶周围渗出逐渐吸收，腺泡融合，病灶逐渐缩小，密度增高，边缘逐渐清楚，代表结核肉芽肿形成。

CT影像示结核性肉芽肿呈肿块状，密度稍高，边界清楚。PET显像示放射性摄取异常增高，延迟后SUV_{max}增高，与肺癌难以鉴别。并且，伴随着活动性肺结核的发展过程，肺结核在肺部具有不同的表现（图10-1）。肺结核的^{18}F-FDG浓聚在影像上也呈多样性。

活动性肺结核与肺癌的鉴别诊断仅仅依靠^{18}F-FDG PET显像是不够的，需要密切结合患者的临床症状、实验室检查及诊治过程等。

（2）结核性胸膜炎：PET显像多表现为胸膜弥漫性放射性摄取轻度增高，无明显结节状放射性摄取异常增高灶。当机化性胸膜增厚形成时，由于不是疾病活动期，PET影像上多无明显放射性摄取增高表现。此时，^{18}F-FDG PET显像的诊断价值主要体现评价其是否处于活动期，并对其活动期的范围及全身病变情况进行评价。但是有时光凭PET表现与胸膜转移瘤难以鉴别。

（3）真菌性肉芽肿病变：真菌入侵肺组织后可引起一系列炎症反应，基本病理变化是凝固性坏死、细胞浸润和脓肿形成。慢性感染为肺纤维化或肉芽肿形成。PET显示肿块呈团块状放射性摄取异常增高灶，延迟显像后SUV_{max}明显增高，往往与肺癌难以鉴别。

（4）肺脓肿：肺脓肿是由于多种病原菌引起的肺部化脓性感染，早期为化脓性肺炎，继而发生坏死、液化和脓肿形成。临床上起病急骤，有高热和咳嗽。PET表现为肺部片状放射性摄取增高，分布与炎症累及范围相同。继而在液化区内出现多个小的透亮影，再融合成一个大的空洞。急性空洞内壁可凹凸不平，并可见气液平面。肺脓肿在PET/CT影像上与肺部恶性病变较易鉴别，但要注意形状呈肿块状并不伴液化及空洞等表现的非典型脓肿，此时需要密切结合患者的临床症状及实验室检查。

（5）结节病：结节病PET显像的特征性表现是胸部多个结节呈λ型串珠状分布于双侧肺门及纵隔。PET/CT还可通过SUV变化对其代谢进行半定量分析，活动期SUV明显高于非活动期。PET/CT显像可作为结节病的诊断、分期及疗效评价的有效手段。

（6）肺隔离症：PET显像多表现为低摄取或无摄取，伴发感染时可以局部放射性摄取增高。肺隔离症的诊断主要依靠CT，发现供血血管，有利于诊断。PET/CT显像对治疗方案的选择有一定价值。血清肿瘤标志物上升的肺隔离症患者，术前需排除其他部位是否存在恶性病变，PET显像可为临床提供帮助。

13.3 其他肺部肿瘤

13.3.1 肺部淋巴瘤

（1）原发性肺淋巴瘤：PET上表现为团块状放射性摄取异常增高，分布均匀，边界清楚。CT表现为肺实质内肿块，其轮廓光整，密度均匀，病变可侵犯胸膜，跨叶间裂发展，但很少出现胸腔积液。该病发展缓慢，常可见支气管充气征，据此有助于和肺癌鉴别。

（2）继发性淋巴瘤：以结节型最为常见。PET上多表现为放射性摄取结节状异常增高，可以与胸膜增厚及肺梗死相鉴别，后者无FDG摄取增高的表现。PET/CT显像发现仅有淋巴结累及，可以考虑淋巴瘤的诊断。但有结外器官累及时，需进行病理活检来协助诊断。

13.3.2 肺部转移瘤

肺部转移瘤在PET上表现为部分结节放射性摄取轻度或明显增高，可多发散在分布。结合CT表现肺转移瘤的典型CT表现（多见于肺外1/3带或胸膜下肺组织的弥散分布多发小结节软组织密度影，边缘光整，与周围肺组织境界清楚），可做出诊断。有时需与原发性肺癌、肉瘤或肺炎相鉴别。

13.4 胸膜肿瘤

13.4.1 胸膜间皮瘤

胸膜肿瘤是胸部肿瘤中比较少见的，其常见的有胸膜间皮瘤。间皮瘤也可发生在腹膜及心包膜上。间皮瘤常见的病因是石棉肺。石棉肺可潜伏在人体内30～40年后恶变形成胸膜间皮瘤。

CT只能诊断胸膜形态上的改变，如增厚或是结节状突起，以及常见的胸腔积液，而欠缺良性、恶性的判别能力。同时，胸膜因其所处的位置结构，难以取到组织进行活检。而PET/CT影像能够较清晰的显示胸膜上肿瘤的异常^{18}F-FDG浓聚，以及肿瘤病灶的播散范围（图13-6）。

弥漫型间皮瘤多表现为胸膜面多发结节状放射性摄取异常增高，其邻近广泛增厚胸膜放射性摄取片状增高。局限性胸膜瘤多为良性，表现为^{18}F-FDG无摄取。

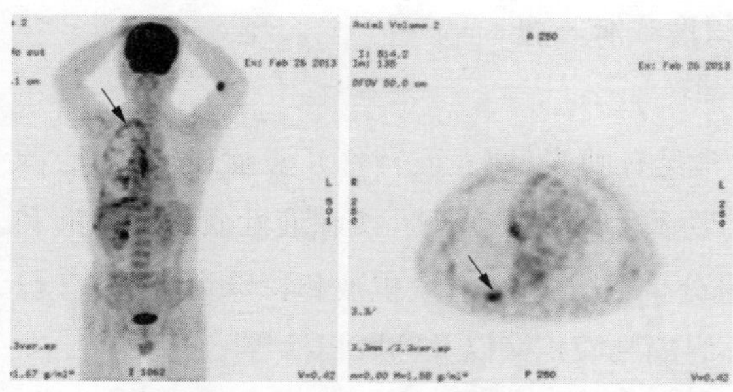

A. PET全身影像　　B. PET断层影像

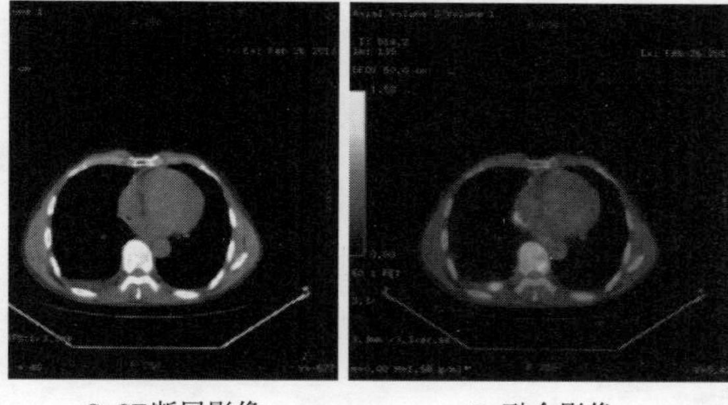

C. CT断层影像　　D. 融合影像

图13-6　胸膜间皮瘤^{18}F-FDG PET/CT影像

^{18}F-FDG PET显像在胸膜间皮瘤上的价值不仅在于鉴别良性、恶性、评价恶性程度，而且可以了解恶性间皮瘤的病变范围，探测远处播散及全身转移灶，有助于进行术前分期，为避免不必要的开胸手术提供准确而客观的依据。

13.4.2　继发性胸膜肿瘤

胸膜转移瘤多见于肺癌转移，还可见于乳腺癌、恶性淋巴瘤，恶性胸腺瘤，消化管癌、胰腺癌、肾癌及卵巢癌等转移。组织学分类多为腺癌。

PET表现为胸膜面多发的小结节影，部分^{18}F-FDG代谢异常增高，部分较小结节可无^{18}F-FDG代谢摄取。PET/CT读片时，要结合CT形态学改变。

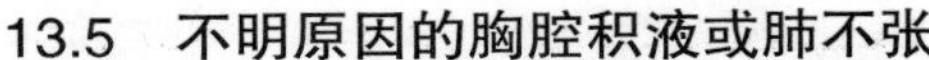

13.5 不明原因的胸腔积液或肺不张

13.5.1 胸腔积液

胸腔积液原因很多，常见有肿瘤（原发或转移）、炎症或感染、心源性、肾功能衰竭、腹水、药物诱发以及外伤等。按积液性质分渗出液和漏出液两大类。按积液量分少量、中量、大量积液和特殊类型积液（包括包裹性积液、叶间积液、纵隔胸膜积液以及肺底积液等）。

PET/CT融合了形态及功能显像的双重优势，可以在相同密度的组织中鉴别出具有代谢功能的病变，在不明原因胸腔积液，尤其是恶性胸腔积液寻找原发灶的应用上具有明显的优势。

通常胸腔积液本身并没有^{18}F-FDG摄取。PET的价值体现在鉴别被胸腔积液掩盖的肺部病变，肺部恶性病变的高代谢病灶仍然可以被显示，这时不仅可以寻找到胸腔积液的来源，而且可以评价病变的播散及全身转移情况，准确分期，指导治疗方案的制订，预测预后并评价疗效。

13.5.2 肺不张

肺不张在CT影像上密度增高，与肿块、炎性肉芽肿、肿大淋巴结等难以鉴别。此时PET/CT的优势是可以显示病灶的代谢性信息，帮助鉴别出无代谢的不张肺组织和有代谢的炎症、肉芽肿、肿瘤等。如果是恶性肿瘤性病变所致，同时可以对恶性病变进行准确分期并指导治疗方案的选择。

13.6 原发灶不明肿瘤

原发灶不明肿瘤（CUPs）是一种异源性发生的，首先表现为转移性病灶，确诊时找不到原发灶的一类恶性肿瘤。PET/CT在CUP中的应用价值主要体现在：①^{18}F-FDG PET/CT可用于大多数肿瘤的诊断，具有较高的灵敏度。在疾病的早期阶段(功能、代谢改变)即可发现异常; ② 全身显像,可发现新的或其他部位的转移(包括隐匿部位、少见、罕见部位),改变临床分期,影响治疗决策; ③ PET/CT功能与解剖结构的同机融合,提高病灶定位及定性,避免^{18}F-FDG阴性肿瘤的漏诊; ④ PET/CT可以指导对原发部位进行穿刺活检,提高阳性率。

14. ^{18}F-FDG PET在乳腺癌中的应用

14.1 概述

乳腺癌约占乳腺恶性肿瘤的98%，好发于40～60岁女性，偶有男性乳腺癌发生。乳腺癌病因尚不清楚，许多因素能导致乳腺癌的发生及发展。我国通常将乳腺癌分为非浸润性癌、早期浸润性癌、浸润性特殊癌，以及浸润性非特殊癌。

乳腺癌患者多以无痛性乳腺肿块首诊，另有乳头、乳晕异常、皮肤改变等异常，后期患者腋窝可触及肿大淋巴结。

14.2 乳腺癌^{18}F-FDG PET显像

14.2.1 正常乳腺^{18}F-FDG PET显像

^{18}F-FDG PET显像表现为双侧乳腺成大致对称的放射性轻度摄取，分布较均匀（图14-1），双侧乳头对^{18}F-FDG的摄取可稍增高。

正常乳腺由多少不一的乳腺腺体、脂肪及纤维基质组成。乳腺组织与个体胖瘦、年龄、激素水平等因素有关。正常妇女乳腺对^{18}F-FDG的摄取也与受检者的年龄、乳腺实质及激素水平有关。

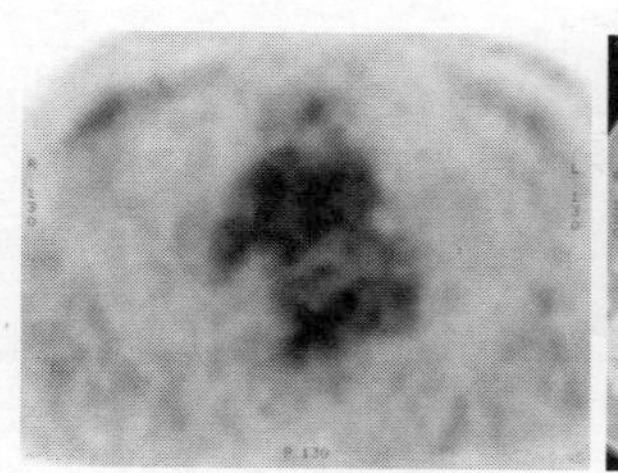

A. PET影像

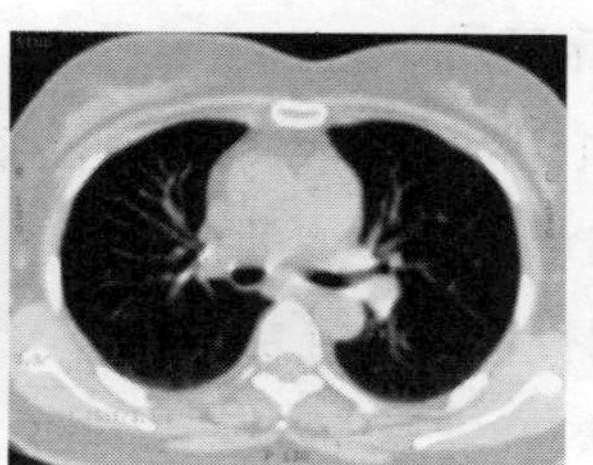

B. CT影像

图14-1　正常乳腺 ^{18}F-FDG PET影像

14.2.2　乳腺癌 ^{18}F-FDG PET显像

绝大部分乳腺癌均表现为局部 ^{18}F-FDG高摄取，^{18}F-FDG显像目前仍是乳腺癌的常规检查方法。

乳腺癌病灶表现为 ^{18}F-FDG PET显像上乳腺内局限性放射线摄取增高灶（图14-2），相应部位CT上可见软组织肿块影、局限性致密浸润、钙化和毛刺。

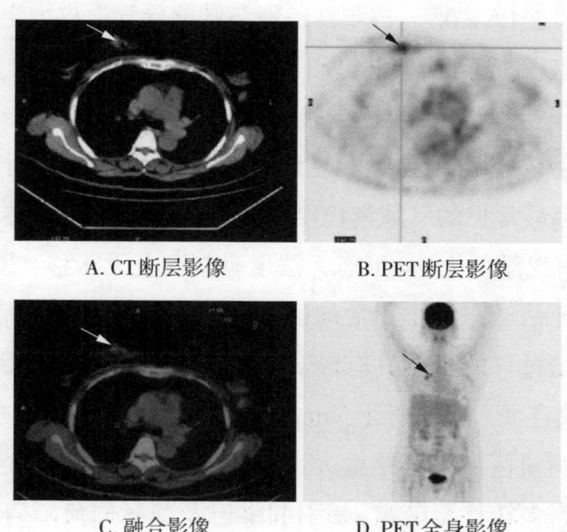

A. CT断层影像　B. PET断层影像

C. 融合影像　D. PET全身影像

图14-2　乳腺癌 ^{18}F-FDG PET/CT影像

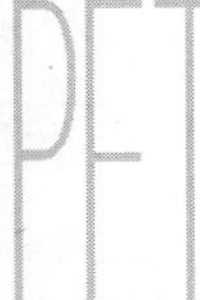

14.3 临床应用

14.3.1 乳腺肿块良性、恶性鉴别

^{18}F-FDG PET显像的优势在于不受乳腺组织密度的影响，也不受手术、放射性治疗或乳房假体植入术的影响。检出原发乳腺癌的灵敏度64%～96%，特异性80%～100%。

乳腺癌的组织学类型、肿块大小、病灶生长方式均能影响^{18}F-FDG的摄取。一般恶性程度高的肿瘤比恶性程度低的肿瘤摄取^{18}F-FDG高；^{18}F-FDG PET显像检出乳腺癌浸润性导管癌的灵敏度高于浸润性小叶癌，且^{18}F-FDG代谢也明显高；肿块体积大者^{18}F-FDG代谢高于体积小的病灶；边界清晰的病变^{18}F-FDG代谢高于弥漫性生长的肿块。

乳腺的良性病变多数不摄取或低度摄取^{18}F-FDG，约5%的乳腺良性病变有^{18}F-FDG摄取，如乳腺炎性病变、乳腺纤维腺瘤等良性病变，一般SUV不超过1.5 ± 0.9。假阳性一般与乳腺导管上皮增生或炎症等有关。乳腺其他恶性病变（如淋巴瘤）也可表现^{18}F-FDG异常摄取增高。

14.3.2 诊断乳腺癌淋巴结转移

有无区域淋巴结转移影响乳腺癌患者治疗方案的制订及预后的判断。乳腺癌最常见的区域淋巴结转移是腋窝淋巴结。传统的影像学检查仅根据淋巴结的大小、形态无法准确判断有无转移。^{18}F-FDG PET显像能较好评估形态大小正常却已经受累淋巴结的转移情况，对乳腺癌腋窝淋巴结转移的探测具有较高的灵敏度及特异性。目前^{18}F-FDG PET能够探及直径大于或等于5 mm的转移性腋窝淋巴结。

乳腺癌引流区域淋巴结增大，^{18}F-FDG代谢增高（图14-3）。外侧象限的乳腺癌多转移至腋窝，易引起淋巴及静脉回流障碍而造成上肢水肿；内侧象限的乳腺癌则一般有内乳区或锁骨上淋巴结转移，然后扩

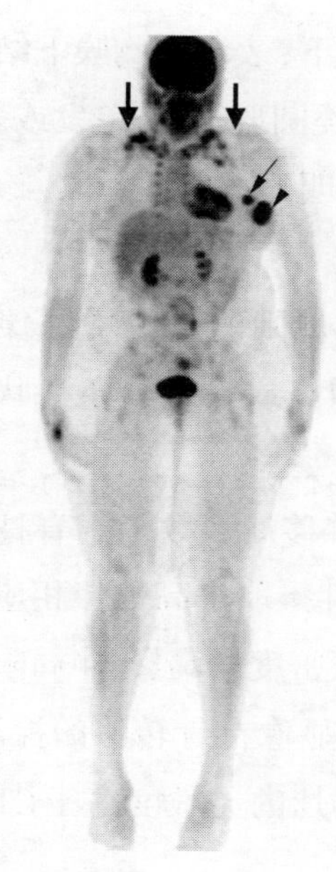

图14-3 左侧乳腺癌伴淋巴结、骨转移 ^{18}F-FDG PET影像

左侧乳腺异常放射性浓聚(▲),伴腋下淋巴结肿大、放射性浓聚(↑),双侧锁骨及锁骨上淋巴结异常放射性浓聚(⬆)

展至纵隔淋巴结。肿瘤细胞亦可通过两乳之间丰富的淋巴交通转移至对侧腋窝或锁骨上淋巴结。

既往几乎所有乳腺癌患者均须行腋窝淋巴结清扫,但术后病理显示仅25%～30%患者伴有腋窝淋巴结转移。手术之前 ^{18}F-FDG PET显像准确评估腋窝淋巴结的状态,可使部分无腋窝淋巴结转移的患者免于不必要的腋窝淋巴结清扫,避免臂丛神经损伤、上肢水肿、上肢运动障碍等常见的并发症。

14.3.3 诊断乳腺癌远处转移灶

乳腺癌常发生远处转移,常见的转移部位有肺、胸膜、骨、肝、脑、皮肤等。探测远处转移、准确分期非常重要, ^{18}F-FDG PET显像探测远处转移灶,尤其是探测较为隐蔽的远处转移灶比传统的影像学检查更为有效。

（1）肺内转移：可通过淋巴道转移至胸膜下，表现为胸膜下结节或不规则实变；也可通过血行途径，表现为肺内类圆形结节，单发或多发，PET上呈不同程度浓聚，一般较小的结节可无明显放射性摄取，诊断上可通过CT的形态判定。

（2）胸膜转移：常表现为胸膜结节或不规则的胸膜增厚伴有胸腔积液，且为同侧，PET上胸膜结节状代谢增高或沿胸膜条片状代谢增高。

（3）骨转移：多数表现为溶骨性破坏，转移灶多数位于脊柱或肋骨。^{18}F-FDG PET显像可表现为局限性放射性摄取增高灶伴相应部位的骨密度减低，骨质破坏，或骨髓腔内结节状密度增高影 伴局限性的放射性摄取增高灶（图14-3）。^{18}F-FDG PET显像在骨转移的探测上，在溶骨性和混合性骨转移灶或骨髓腔内转移灶的灵敏度高于CT或骨扫描，但在成骨性骨转移灶上灵敏度较低。

（4）肝转移：^{18}F-FDG PET显像在肝转移及皮肤转移的探测上具有较高的应用价值。^{18}F-FDG PET显像可表现为单发、多发或弥漫的肝内低密度灶，放射性摄取单发或多发局灶性，或弥漫性放射性摄取增高灶。

（5）脑转移：颅内转移灶可表现为颅内单发或多发结节伴局限性的FDG代谢增高，瘤周可伴或不伴有水肿，水肿呈^{18}F-FDG摄取减低，但是由于脑内的葡萄糖代谢旺盛，脑实质摄取^{18}F-FDG较高，使脑转移灶与正常的脑实质混杂在一起而不易检出。

（6）皮肤转移：当癌细胞迁移至皮肤时，表现为多发皮肤或皮下结节，即所谓“卫星结节”，PET上表现为轻度^{18}F-FDG代谢增高。

14.3.4 疗效评价及术后复发的诊断、随访

（1）疗效评价：^{18}F-FDG PET显像主要应用于乳腺癌患者术前新辅

助化疗的疗效评价和术后乳腺癌患者后续放、化疗的疗效评价。利用病灶化疗前后肿瘤组织的代谢改变来反映肿瘤组织对治疗的反应。

（2）术后复发诊断、随访：^{18}F-FDG PET显像对于术后复发和（或）转移的乳腺癌患者，可进行准确的再分期，有利于化疗方案的选择，改善预后。乳腺癌常见的局部复发多表现为胸壁皮肤或皮下单发或多发结节，或片状皮肤增厚及皮下软组织肿块。PET/CT上相应部位结节状或片状的放射性摄取增高。此外，对血液肿瘤标志物增高且无明显临床症状的乳腺癌患者，^{18}F-FDG PET显像不仅仅探测局部复发，而是更注重于检出全身其他部位的转移灶。

14.4 乳腺癌^{18}F-FDG PET显像进展

^{18}F-FDG是目前诊断乳腺癌最常应用的显像剂，灵敏度高但特异性相对较低，在鉴别肿瘤良性、恶性等方面有一部分假阳性表现。一大批新的显像剂，如^{18}F-16α-氟代雌二醇（^{18}F-FES），^{11}C-胆碱和核酸类正电子显像剂如3’-脱氧-3’-^{18}F-氟代胸苷（^{18}F-FLT）等先后应用于PET显像。由于超出了本书范围，有兴趣的读者可以参阅有关文献。

15. ^{18}F-FDG PET在消化系统肿瘤中的应用

15.1 食管癌

15.1.1 概述

食管癌是最常见的消化道恶性肿瘤之一，死亡率仅次于胃癌。其组织分型包括鳞癌和腺癌，我国以鳞癌为多见。我国食管癌高发的原因与亚硝胺慢性刺激、炎症与创伤、遗传因素及饮食习惯等密切相关。食管癌发病年龄多在40岁以上，男性多于女性。

15.1.2 影像特征

食管癌^{18}F-FDG PET显像的典型表现为病变食管管壁增厚，代谢增高，呈条索状异常浓聚影（图15-1）。诊断时需要与食管的生理性摄取、食管炎症和巴雷特食管等相鉴别，多数食管炎性病变管壁仅轻度增厚，其放射性核素浓聚程度相对较轻。而病变范围较小。部分未分化腺癌（10%～15%）及印戒细胞癌等食管部位没有放射性的异常摄取或仅有少量摄取，表现为假阴性。^{18}F-FDG PET检测食管癌的敏感性为83%～96%。

15.1.3 临床应用

^{18}F-FDG PET显像对食管癌的早期诊断、分期和治疗决策具有重

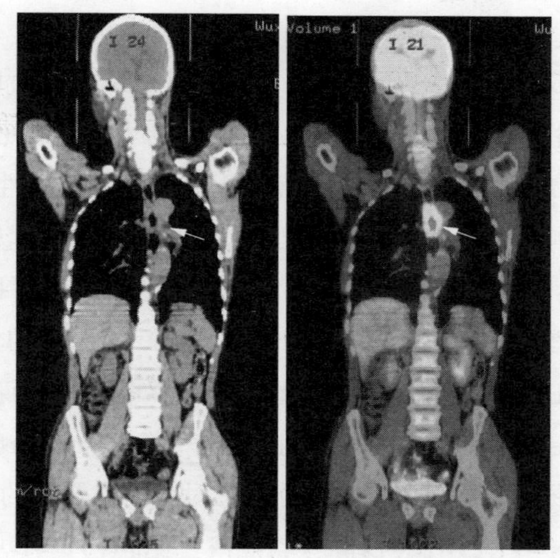

A. CT影像　　B. PET/CT融合影像

图15-1　食管癌 ^{18}F-FDG PET/CT影像

进行性吞咽困难20余天；PET示食管中段索条状放射性浓聚影，SUV增高，CT平扫示中段食管壁不均匀增厚，食管管腔狭窄

要意义。^{18}F-FDG PET显像诊断食管癌原发灶价值非常高，对淋巴结和远处转移的诊断有重要的意义，为食管癌的诊断、分期、预后判断及治疗方针提供依据。

食管癌 ^{18}F- FDG PET显像的临床价值在于：指导剖胸路径及食管切除长度（手术病例）、精确确定放疗靶区（放疗病例）。

（1）诊断：^{18}F-FDG PET显像有助于食管癌的诊断，并能在疾病发展的早期做出正确诊断，甚至能显示部分食管镜未能发现的病灶。由于食管周围器官的放射性“本底”一般都较低，病变显示较为清晰，因而 ^{18}F-FDG PET显像诊断食管癌的敏感性较高。此外，^{18}F- FDG PET显像还可用于测量食管癌病变范围（长度和大小）。

（2）食管癌的分期和治疗方法的选择：食管癌的术前定位和正确

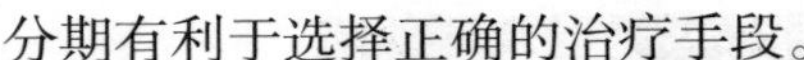

分期有利于选择正确的治疗手段。

^{18}F-FDG PET显像直观地显示病变部位处于上段食管、中段食管、还是下段食管，也显示其长度范围，从而有助于初步确定治疗的方法。

^{18}F-FDG PET显像诊断食管癌淋巴结转移的准确性、灵敏性、特异性、阳性预测值和阴性预测值都很高。术前了解淋巴转移情况对确定手术方式和淋巴清扫范围有重要意义。相比于CT单纯根据淋巴结形态大小诊断淋巴转移，^{18}F-FDG PET显像兼顾淋巴结的代谢和形态，不仅显示了淋巴结的大小直径，更重要的是以葡萄糖代谢的状态反映淋巴转移。^{18}F-FDG PET显像不仅能判断短径小于1 cm的转移淋巴结，也能排除直径大于1 cm的淋巴结转移，对淋巴结转移的诊断更加准确。PET/CT与单纯PET相比，诊断食管癌淋巴结转移具有更高的敏感性和准确性，可提供更多有价值的诊断信息。

此外，^{18}F-FDG PET显像可以发现传统影像学检查难以发现的远处转移灶。骨、骨骼肌、皮下组织、甲状腺、脑、胰腺、胸膜和腹膜等部位的一些转移灶往往是通过PET全身显像及早发现的。

（3）提高放疗精确度：^{18}F-FDG PET/CT显像有助于提高食管癌患者放疗的精确度，降低对周围组织的损伤。确定放疗靶区是食管癌放疗的关键。CT影像可以清楚显示病灶的解剖特征，但难以确定浸润性肿瘤边缘，难以区分肿瘤局部浸润与炎症反应。结合PET显像可反映肿瘤及正常组织的机能和新陈代谢信息。PET/CT（或PET/MRI）使解剖影像和功能影像有机结合，进一步提高食管癌靶区勾画精度，在给予肿瘤高剂量照射的同时最大限度的保护周围正常组织器官。放疗时PET/CT（或PET/MRI）勾画靶区的计划明显优于单纯CT（或单纯MRI）勾画靶区，用PET/CT（或PET/MRI）融合影像勾画靶区制订放疗计划，可以更有效的保护周围正常组织和器官。

（4）预后判断：肿瘤细胞的增殖活性、分化程度，以及肿瘤组织的炎症细胞浸润程度、微血管密度都会影响食管癌原发灶FDG的摄取。食管癌原发灶FDG摄取程度对判断患者生存率有明显意义，SUV＞8的患者的生存率明显低于SUV＜8的患者，需要更积极的综合治疗。SUV结合肿瘤的体积能更合理和准确地监测疗效和预测预后。

15.2 胃癌

15.2.1 概述

胃癌是消化系统最常见的肿瘤之一，我国发病率较高。胃癌的发生认为与饮食结构特别是高盐饮食、幽门螺杆菌（Hp）感染、吸烟、肠上皮化生等诱因有关。胃癌组织病理分型主要包括腺癌、鳞癌、腺鳞癌、类癌、未分化癌、印戒细胞癌等，其中90%～95%属于腺癌。

胃镜、钡剂造影是筛查胃癌的有效方法，CT提高了诊断和分期的准确性。^{18}F-FDG PET显像结合功能和形态特征，在胃癌的原发灶检测、术前临床分期、预后评估、疗效检测，以及复发及转移病灶的监测等方面具有价值，在我国应用较普遍。

15.2.2 影像表现

PET/CT中CT平扫可以有胃壁增厚、胃腔狭窄、软组织肿块、周围脂肪间隙结构模糊，边界不清等表现。在胃壁被充分撑开时^{18}F-FDG PET显像表现为放射性的异常集聚（图15-2），其部位往往与CT所示异常部位相符。

15.2.3 临床应用

（1）肿瘤分期：

1）T分期：^{18}F-FDG PET显像对胃癌进展期检出率高，尤其是T_2～T_4期的病变，明显高于病变局限于黏膜与黏膜下的早期胃癌。胃癌肿

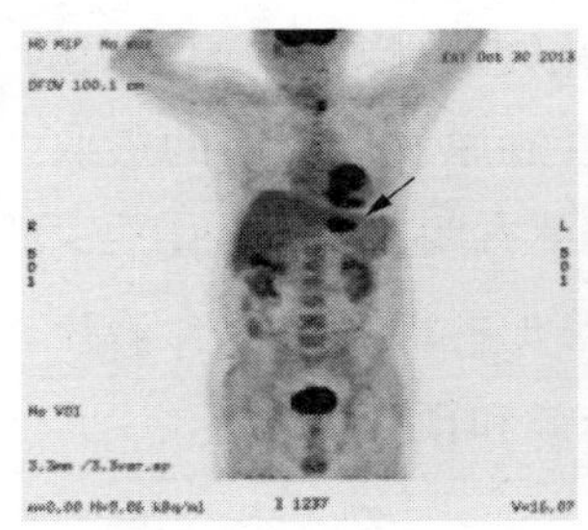
A. PET全身影像

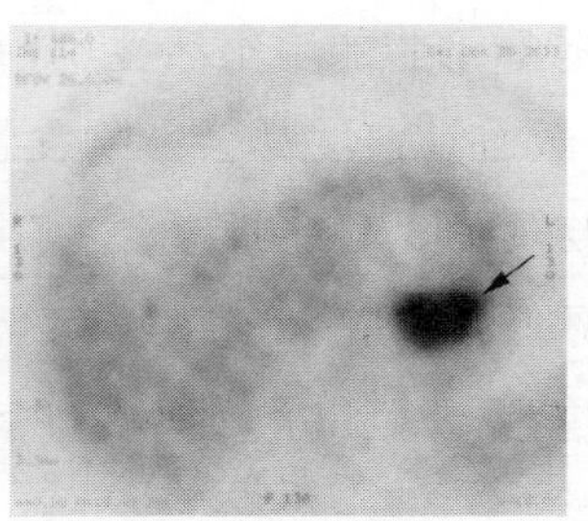
B. PET断层影像

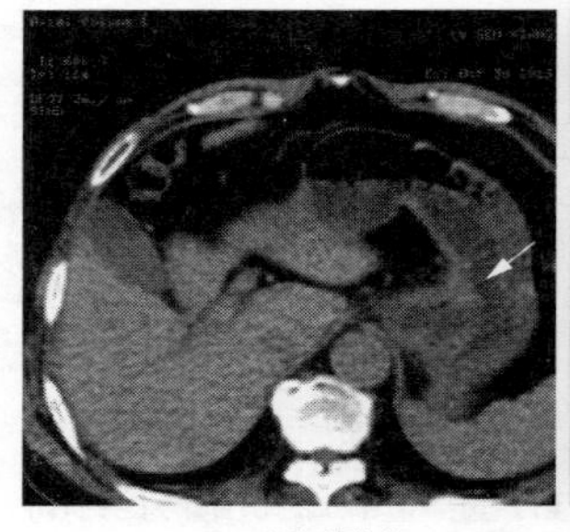
C. CT断层影像

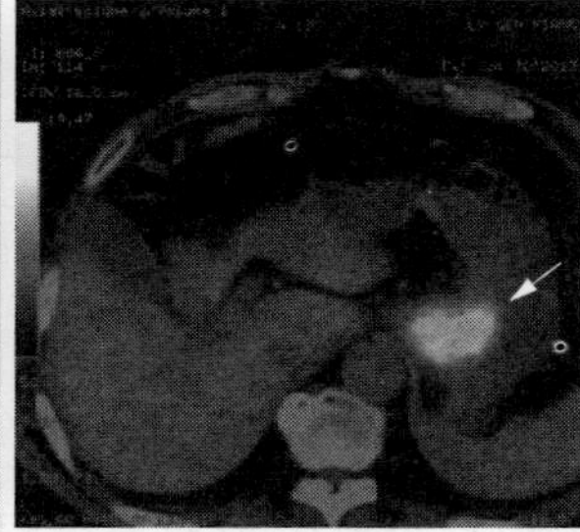
D. 融合影像

图15-2　胃癌^{18}F-FDG PET/CT影像
CT示胃贲门黏膜增厚，相应部位PET示葡萄糖代谢增高

瘤大小、肿瘤侵犯程度与FDG的集聚显著相关，随着胃壁肿瘤的进展，肿瘤摄取也增高，对T分期有参考价值。虽然^{18}F-FDG PET显像可提供胃癌T分期的信息，但在临床实践和应用中，其他检测方法对胃癌的T分期更方便、更有价值。

2）N分期：通过回流区域淋巴结的放射性浓聚程度判断有无淋巴结转移，是^{18}F-FDG PET显像的特点，在大多数肿瘤N分期中具有独特作用。在胃癌的应用上，^{18}F-FDG PET显像诊断淋巴结转移的特异性非常高，有效地排除反应性肿大淋巴结，降低增强CT的假阳性。PET/CT同时提供代谢和解剖信息，对胃癌N分期敏感性、特异性、阳性预测值、阴性预测值分别为30.7%、94.7%、74.1%、73.7%。

但是有两个因素局限了^{18}F-FDG PET显像在胃癌N分期中的应

用：① 胃部原发灶的放射性摄取过高，有可能掩盖相邻部位的放射性；② 直径小于PET分辨率的转移淋巴结也难以显现。这些因素都降低了^{18}F-FDG PET显像诊断胃癌局部淋巴结转移的敏感性，有可能使N分期偏低。

目前的共识是，增强CT胃癌N分期诊断淋巴结转移敏感性高，而^{18}F-FDG PET显像对可疑淋巴结的判断具有优势。

3）M分期：^{18}F-FDG PET显像检查范围顾及全身，有利于了解肿瘤转移、胃癌患者分期和制订治疗方案。胃癌常引起肝脏、肺脏、腹膜、盆腔和骨骼的转移。^{18}F-FDG PET显像对检测胃癌远处转移的作用已经得到重视并广泛应用于医疗实践中。

（2）复发诊断：单纯形态学的检查常常难以鉴别肿瘤纤维化与肿瘤残留或复发，而^{18}F-FDG PET显像通过病灶和全身的葡萄糖代谢异常能早期判断复发与否，确认复发和转移灶。胃癌术后、放疗、化疗后有必要^{18}F-FDG PET显像定期随访。

（3）早期监测治疗疗效：相比于传统的判断疗效方法，^{18}F-FDG PET显像检查具有优势。由于存在胃壁对显像剂的生理性摄取，有可能影响^{18}F-FDG PET显像诊断原发性胃癌的诊断效能。应用时也需要充分考虑假阳性和假阴性的存在。

15.2.4 胃癌^{18}F-FDG PET显像的假阳性和假阴性

^{18}F-FDG PET显像诊断胃癌存在一定的假阳性和假阴性。

（1）假阳性：假阳性往往和胃肠道黏膜的正常生理性摄取有关，也可能由于黏膜炎症造成。正常胃肠道黏膜可以摄取^{18}F-FDG，其SUV甚至可以高于2.5。正常胃黏膜的^{18}F-FDG摄取，放射性的存在有可能掩盖或干扰胃癌的判断。

不同部位胃组织对^{18}F-FDG的摄取存在一定差异。一般规律是胃

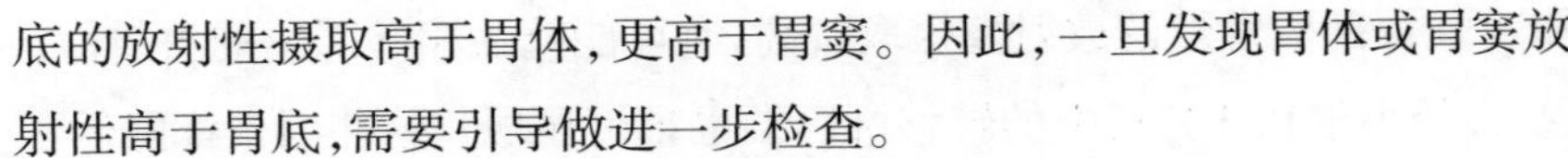

底的放射性摄取高于胃体，更高于胃窦。因此，一旦发现胃体或胃窦放射性高于胃底，需要引导做进一步检查。

胃黏膜的炎性病变，包括浅表性胃炎、萎缩性胃炎，都可能引起胃组织 ^{18}F-FDG摄取增高，由于放射性摄取增高的表现与胃部肿瘤有重叠，容易造成诊断上的假阳性。有研究在治疗后胃局部 ^{18}F-FDG摄取增高23例患者中，9例证实有肿瘤残余或局部复发，SUV 4.24 ± 2.98；14例为生理性摄取或胃炎、吻合口炎、胃动力异常等良性摄取，SUV 2.72 ± 0.62，两组比较存在显著性差异[①]。

有效而最简单地减少胃黏膜生理性放射性摄取干扰诊断的方法是，叮嘱受检者在检查前和检查过程中饮更多的水，以撑开全胃黏膜。也可以在 ^{18}F-FDG PET检查前饮用牛奶。饮入牛奶后，胃黏膜摄取 ^{18}F-FDG下降，而对心肌、肝脏、纵隔的摄取没有明显影响。此外，使用阿托品类药物、口服胃扩张造影剂、胃充气和延迟显像等也提高了胃癌检出率。

（2）假阴性：有两个方面的因素有可能引起 ^{18}F-FDG PET诊断胃癌的假阴性。

1）肿瘤体积太小，低于PET的空间分辨率（一般在0.8 cm左右）。

2）胃癌的不同组织学类型对 ^{18}F-FDG的摄取差异很大。一些印戒细胞癌、黏液腺癌和部分低分化腺癌不摄取或低摄取 ^{18}F-FDG，无法显示异常的放射性浓聚，从而表现为胃部肿瘤的假阴性。在图15-3展示的一组病例中，印戒细胞癌的SUV平均值仅为3.0（1.0～11.5），绝大多数印戒细胞癌病例有可能表现为假阴性。

① 资料来源：崔瑞雪，周前.2005. ^{18}F-FDG PET显像在胃恶性肿瘤治疗后随访中的应用.中华核医学杂志，25：282-283.

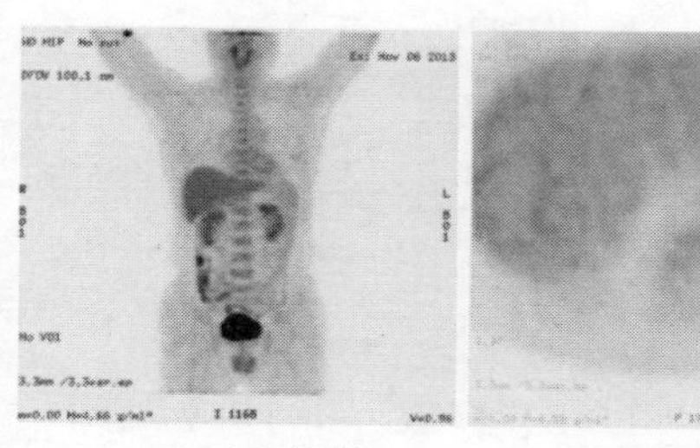

A. PET全身影像　　B. PET断层影像

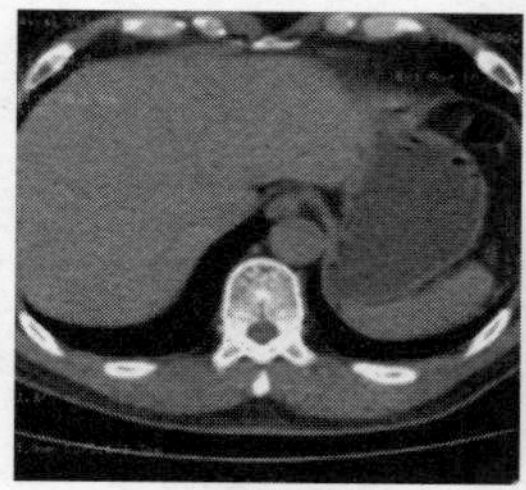

C. CT断层影像

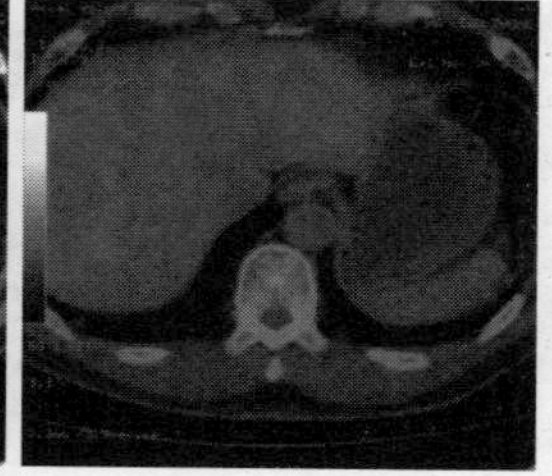

D. 融合影像

图15-3　胃癌^{18}F-FDG PET/CT显像假阴性病例

PET未显示存在葡萄糖代谢增高，手术病理示印戒细胞癌

15.3　结直肠癌

15.3.1　概述

结直肠癌也是最常见的消化道肿瘤，位居癌症死因第三。结直肠癌多为单发性，我国发病部位以直肠为多，其次为乙状结肠。病理类型以管状腺癌为主，其次为乳头状腺癌、黏液腺癌、印戒细胞癌及未分化癌等。结直肠癌根治术后五年生存率约为50%。^{18}F-FDG PET显像在结肠癌的分期、疗效与复发监测和预后评估方面具有重要价值。

15.3.2　影像表现

结直肠癌^{18}F-FDG PET显像的阳性率比较高。主要表现为肠道局灶性的放射性摄取（图15-4），因而被用于结直肠癌的术前诊断。但由于存在肠道的生理性摄取、非肿瘤病变和癌前期病变如肠道息肉的非特异性摄取等因素，^{18}F-FDG PET显像诊断结直肠癌的特异性不高。尽管

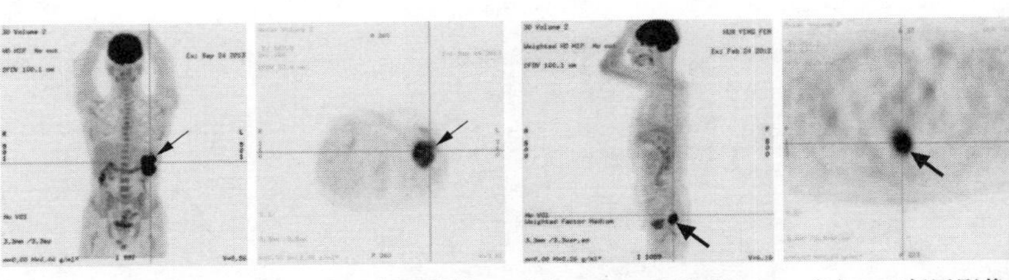

（a）PET全身影像　（b）PET断层影像　（a）PET全身影像（左侧位）　（b）PET断层影像

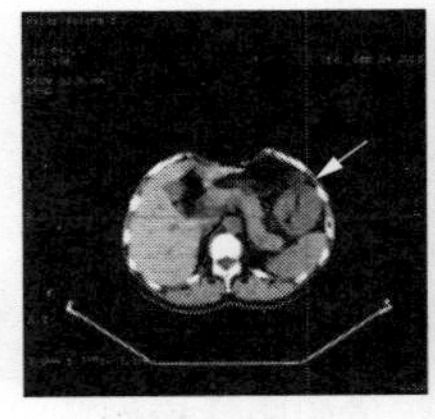

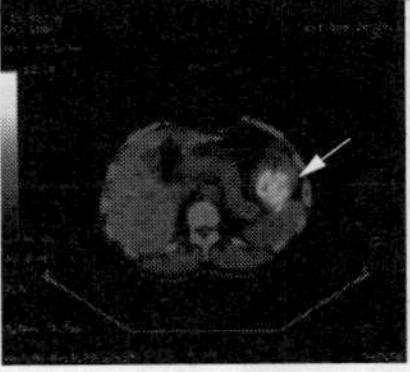

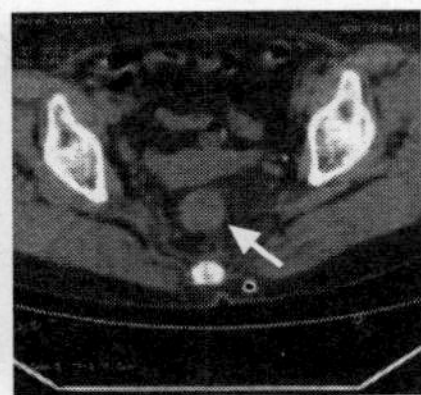

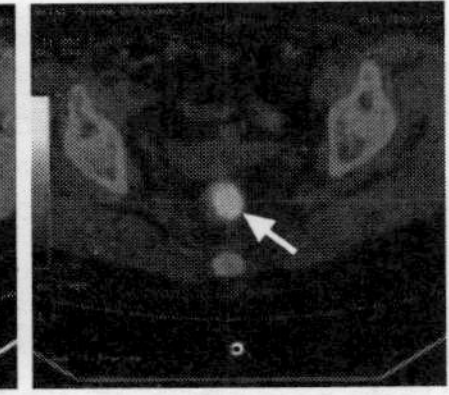

（c）CT断层影像　（d）融合影像　（c）CT断层影像　（d）融合影像

A. 结肠癌 ^{18}F-FDG PET/CT影像　B. 直肠癌 ^{18}F-FDG PET/CT影像

图 15-4　结肠癌、直肠癌 ^{18}F-FDG PET/CT影像

A. 左侧降结肠脾曲肠道黏膜明显增厚，伴异常放射性浓聚，SUV_{max}14.0，病灶大小约49 mm × 82 mm（↑）；B. 直肠壁不规则增厚，放射性异常浓聚，SUV增高（⬆）

可应用同机CT或MRI纠正单纯PET显像的假阳性和假阴性病灶，但由于非特异性摄取等干扰因素的存在，有时在诊断中仍然会有一些困难。有时可使用药物抑制肠蠕动和分泌，以及延迟显像有助于鉴别诊断。

^{18}F-FDG PET显像诊断结直肠癌需要与炎症性肠病、肠道憩室、肠道黏膜、淋巴组织以及肠壁肌肉的生理性摄取等鉴别，尤其是伴有肠壁黏膜增生肥厚的炎症性肠病易导致假阳性。对于 ^{18}F-FDG PET影像中出现局限性的高摄取灶，一般应建议行肠镜检查进一步鉴别。内镜检查是目前诊断结直肠癌最有效、最可靠的检查方法，可直接观察到病变，同时采取活体组织做病理诊断。此外，还可结合癌胚抗原（CEA）等肿瘤标志物结果进行诊断。

15.3.3 临床应用

（1）肿瘤分期：

1）N分期：术前 ^{18}F-FDG PET显像对结直肠癌的分期有重要作用，尤其是针对N分期。^{18}F-FDG PET显像除了显示淋巴结的大小、位置外，还能显示其葡萄糖代谢程度，从而提供淋巴结是否转移的可靠信息。多数文献提出，以SUV1.5作为判断淋巴结转移与否的阈值，诊断准确性达到80%。

炎性淋巴结的存在有可能造成假阳性，而胃肠道恶性肿瘤经常发生的小淋巴结转移，尤其是微转移又引起 ^{18}F-FDG PET显像的假阴性。印戒细胞癌、黏液腺癌等的淋巴结转移灶也多为低代谢，在判断结果时要充分考虑这些因素。

2）M分期：结直肠癌的转移除了局部直接浸润和淋巴结转移外，易于发生肝脏、肺和骨骼转移。其血行远处转移最常见的部位是肝脏，约有50%的患者在术前或术后发生肝脏转移。通常B超或CT可发现肝内占位性病变。但是 ^{18}F-FDG PET显像对于结直肠癌肝转移灶的诊断敏感性和特异性优于常规影像手段。一些Meta分析的结果都表明，^{18}F-FDG PET诊断结直肠癌肝转移（图15-5）的敏感性高。加之PET进

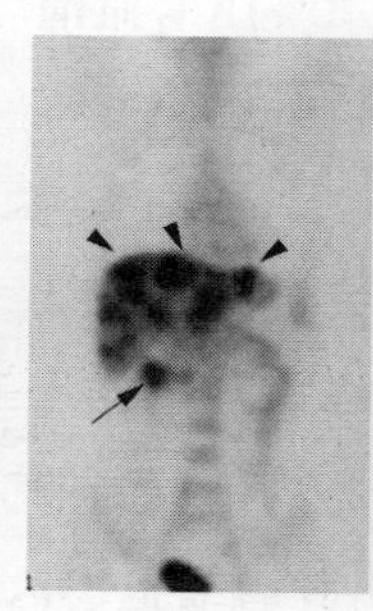

A. PET全身影像

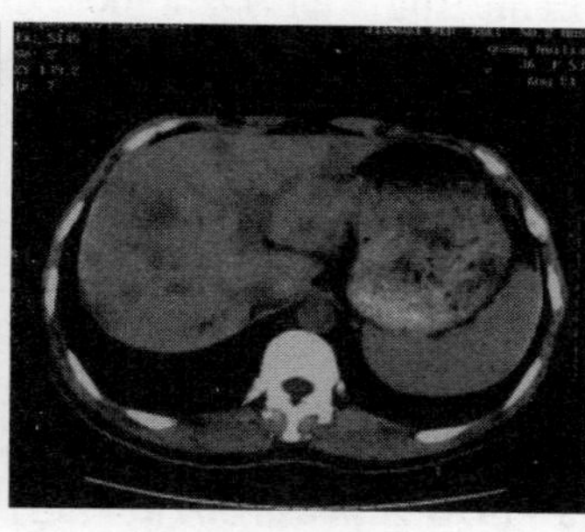

B. CT影像

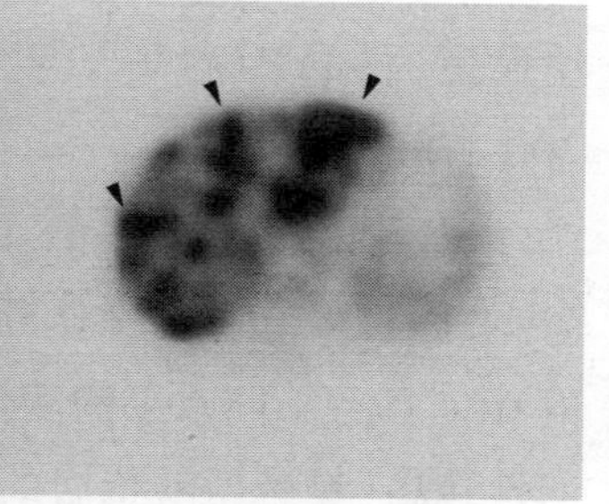

C. PET影像（同一层面）

图15-5　结肠癌肝转移 ^{18}F-FDG PET/CT影像

除了横结肠的葡萄糖高代谢灶（↑）外，肝脏多个类圆形异常放射性浓聚灶（▲）

行的是全身显像，在诊断远处转移方面具有优势，有助于临床再分期，对于临床选择肝叶切除治疗适应证具有重要的指导作用。

（2）检测治疗疗效、随访、复发诊断：^{18}F-FDG PET显像在结直肠癌诊断和治疗中最主要的作用是鉴别诊断治疗后的纤维化瘢痕与肿瘤复发，以及诊断结直肠癌有无远处转移灶。结直肠癌好发转移，许多病例结直肠癌的复发和转移都是通过定期^{18}F-FDG PET显像随访首先发现的。结直肠癌患者治疗后每年应该至少做一次^{18}F-FDG PET显像。

15.4 肝癌

15.4.1 原发性肝癌

原发性肝癌根据其病理类型可分为肝细胞肝癌（HCC）和胆内胆管细胞癌（ICC）。

（1）肝细胞肝癌

1）概述：肝细胞肝癌（HCC）是我国最常见的恶性肿瘤之一。我国肝癌中90%以上为HCC，而肝内胆管癌和混合型肝癌各不到5%。原发性肝癌多见于中年男性。临床常用血清AFP检测和超声作为常规的筛查手段，CT和MRI检查也是常用的诊断方法。60%～70%HCC血清甲胎蛋白（AFP）增高。与中低分化型HCC的鉴别诊断要点是HCC常常伴有肝硬化病史。

2）影像表现：多数增强CT上HCC具有典型的“快进快出”征象。^{18}F-FDG PET显像诊断HCC的灵敏度仅为50%～60%。不同分化的HCC具有不同水平的酶活性，部分分化较高的肝癌细胞内己糖激酶活性较高，导致磷酸化后的^{18}F-FDG去磷酸化而被转运出肿瘤细胞，导致肿瘤细胞内^{18}F-FDG的滞留量较低，所以部分HCC，特别是高分化型HCC表现为^{18}F-FDG低摄取甚至无摄取，从而出现假阴性。而部分分化程度较低的HCC由于恶性程度较高而表现为高代谢病灶，SUV和T/L明显高于高分化型和中分化型HCC。图15-6是一例分化程度低、^{18}F-FDG明显摄取的原发性HCC病例。图15-7示肝脏肿瘤伴肿瘤全身多发转移。

由于部分HCC不能通过^{18}F-FDG PET显像诊断，在高度怀疑HCC的情况下，联合应用其他PET显像剂，如^{11}C-胆碱或^{11}C-乙酸盐（^{11}C-AC），也能显示肝脏肿瘤，可以提高HCC诊断的灵敏度。有研究证实，同时应用^{11}C-乙酸盐和^{18}F-FDG两种显像剂，能显示几乎100%的肝癌病灶[①]。

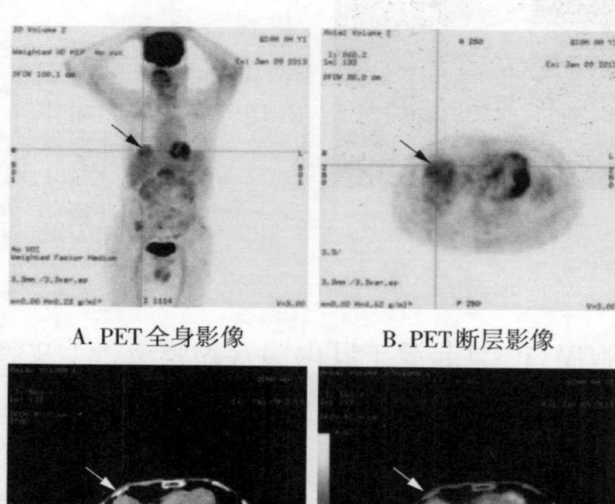

A. PET全身影像　B. PET断层影像

C. CT断层影像　D. 融合影像

图15-6　原发性肝细胞肝癌（↑）^{18}F-FDG PET/CT影像

① 资料来源：Hwang K H, Choi D J, Lee S Y, et al., 2009. Evaluation of patients with hepatocellular carcinomas using [(11)C]acetate and [(18)F]FDG PET/CT: A preliminary study. Appl Radiat Isot, 67(7-8): 1195-1198.

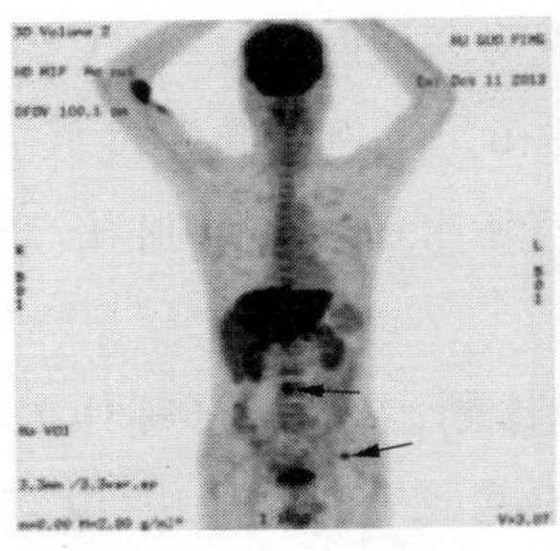

A. PET全身影像

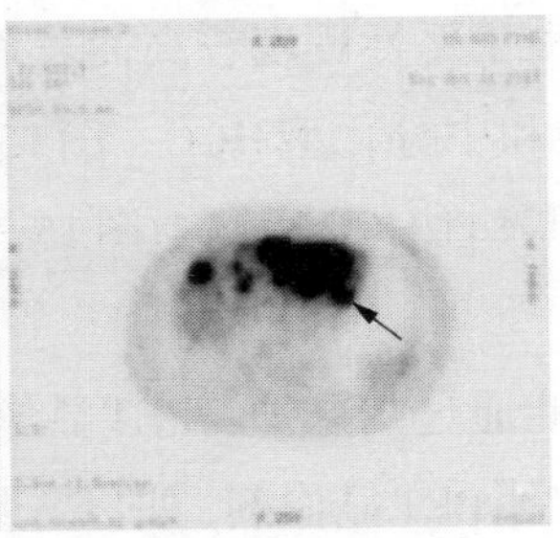

B. PET断层影像

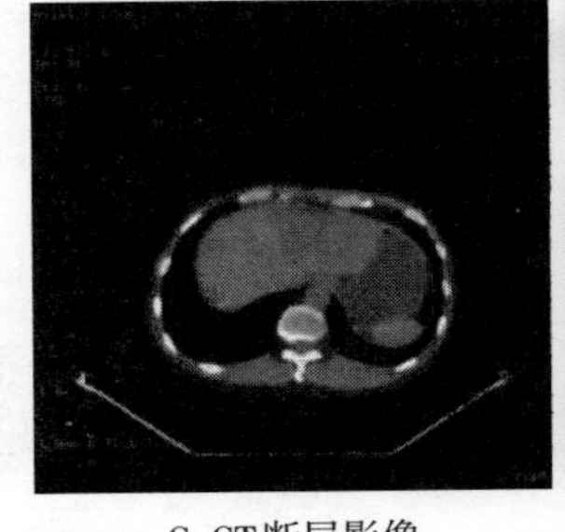

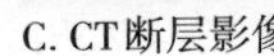

C. CT断层影像

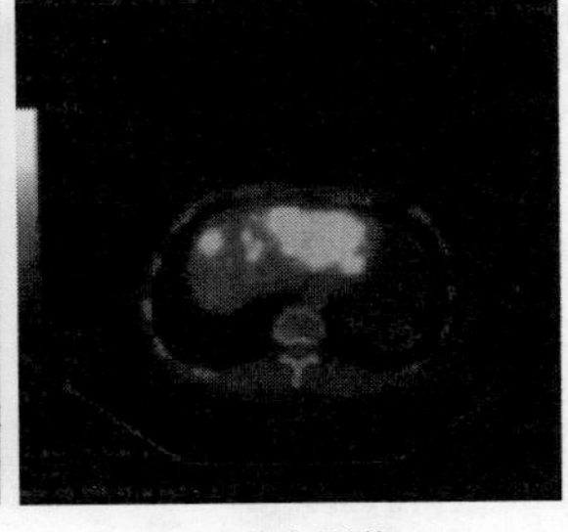

D. 融合影像

图15-7　肝脏肿瘤伴肿瘤全身多发转移(↑)^{18}F-FDG PET/CT影像

（2）肝内胆管细胞癌

1）概述：肝内胆管细胞癌（ICC）起源于肝内胆管黏膜覆盖上皮，依其起病部位可分为周围型ICC及肝区ICC。ICC发病率占消化道恶性肿瘤的3%，在肝内原发恶性肿瘤中仅次于HCC而居第二位。周围型ICC是指起源于肝内二级分支的远端胆管上皮。

ICC好发于亚洲人群，次为欧美人，近年来其发生率呈增长趋势。ICC好发年龄为40～50岁，男女比例大致相等，常不伴有肝炎肝硬化，多与肝血吸虫、肝内胆管钙化、胆囊炎、肝内胆管先天畸形有关。病灶以位于肝左叶为多，常伴有癌胚抗原（CEA）和CA199增高而甲胎蛋白（AFP）一般不高，结合临床可做出诊断。

ICC侵袭性生长，发展迅速，早期症状不明显，往往难以早期诊断，发现时多数患者已属晚期，化疗和放疗的作用有限，手术是根治的主要方法，术后三年存活率为15%～40%。

2）影像表现：常规平扫CT检查往往缺乏特异性，一般表现为无包膜的低密度肝内肿块，边界不清，密度不均，肿瘤内可见包埋胆管，部分具高密度结石或钙化。^{18}F-FDG PET显像表现为放射性摄取异常增高的高代谢病灶，病灶内或邻近常有肝内胆管的扩张，如位于左右肝管汇合区可表现为左右肝内胆管广泛扩张。

淋巴结转移是ICC的重要预后因素，所以术前应用^{18}F-FDG PET显像准确评估有无淋巴结转移具有重要意义。有研究提示淋巴结转移与1年后术后复发密切相关①。同时，ICC摄取葡萄糖的高低，也就是SUV可以作为患者生存率的独立影响因素，SUV＞8.5者生存率低于SUV＜8.5者。

15.4.2 肝转移瘤

肝转移瘤也显示FDG高代谢灶（图15-8）。^{18}F-FDG PET显像还可查找肝外的原发病灶。

15.4.3 其他肝脏疾病的鉴别诊断

（1）肝囊肿：多数肝囊肿边界清晰，液性密度灶，无FDG摄取或少许摄取，往往易于鉴别。

（2）肝内感染：细菌性肝脓肿、炎性假瘤等肝内感染性病变FDG代谢也会增高，因此要进行鉴别诊断。肿瘤标志物（AFP、CEA、CA199）和血常规均有参考价值。CT增强扫描有助于鉴别诊断。胆管癌可发现肝内受累胆管近端扩张，呈分支状时，较易与肝脓肿区别。细菌性肝脓

① 资料来源：吴仪仪，2015.^{18}F-FDG在诊断胆管细胞癌中的应用.功能与分子医学影像学，4(4)：815.

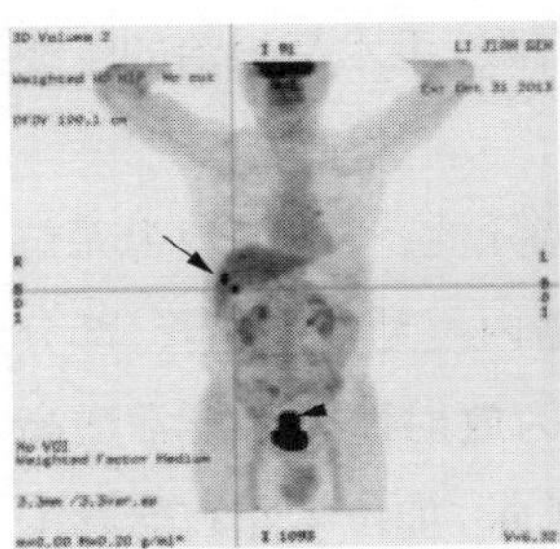
A. PET全身影像

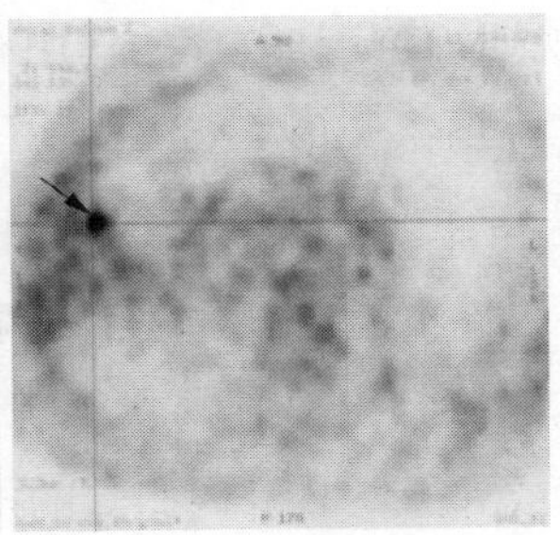
B. PET断层影像

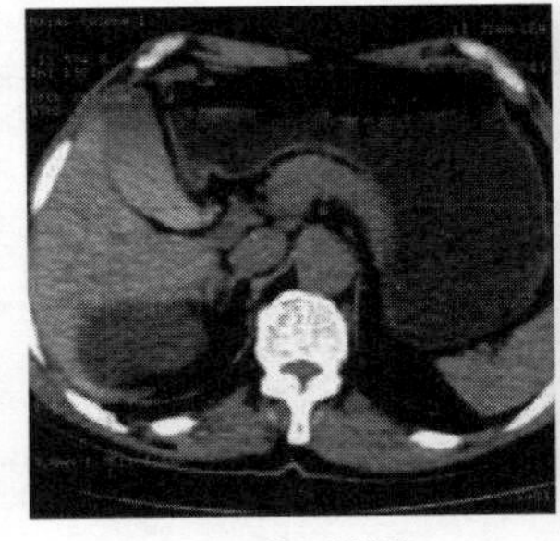
C. CT断层影像

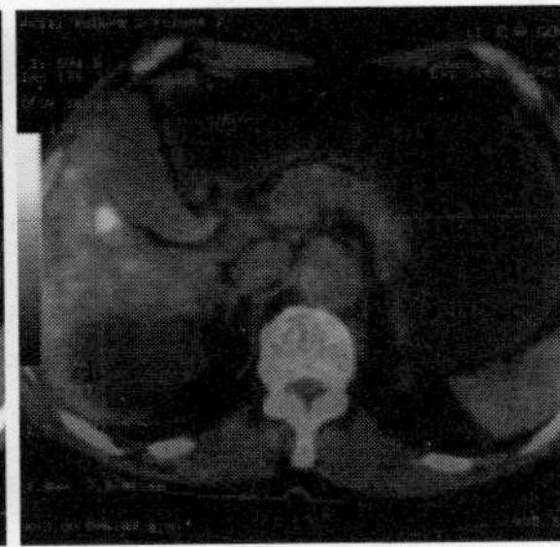
D. 融合影像

图15-8 直肠肿瘤（▲）伴肿瘤肝脏转移（↑）^{18}F-FDG PET/CT影像

肿的CT增强表现为脓肿壁比周围肝实质明显强化，呈薄壁且均匀的增强环。有些细菌性肝脓肿内可见多个分隔，增强扫描见分隔也有强化。

（3）肝局灶性结节增生：绝大多数肝局灶性结节增生没有异常^{18}F-FDG摄取。有时仅凭^{18}F-FDG显像难以与分化较高的肝细胞肝癌鉴别，结合增强CT或MRI检查有助于提高鉴别诊断准确性。较难鉴别时需依靠病理组织学明确诊断。

15.5 胆囊癌

15.5.1 概述

胆囊癌是胆管系统最常见的恶性肿瘤，好发于50岁以上的老年女性，多伴有胆囊结石。结石的长期刺激及其引起的慢性炎症有可能是诱发胆囊癌的重要诱因。绝大多数胆囊癌为腺癌，少数为鳞癌，好发于胆囊底部、体部，少数见于胆囊颈部。胆囊癌按其生长方式及形态改变分为弥漫型、腔内结节型和肿块型三型。弥漫型肿瘤沿胆囊壁浸润性生长，表现为胆囊壁弥漫性不规则增厚，内缘凹凸不平，此型胆囊癌容易侵犯邻近肝实质，表现为胆囊周围肝实质密度降低。腔内结节型肿瘤向胆囊腔内生长成结节状或小块状，局部胆囊壁增厚，此型较少侵犯相邻肝实质。肿块型的肿块较大，占据整个胆囊窝，容易直接侵犯周围器官，常伴有肝门、胰头周围及腹主动脉旁淋巴结转移。

15.5.2　影像表现

^{18}F-FDG PET显像诊断胆囊癌的阳性率和特异性都很高，均超过90%，典型表现为葡萄糖代谢明显增高（图15-9）。应用^{18}F-FDG PET

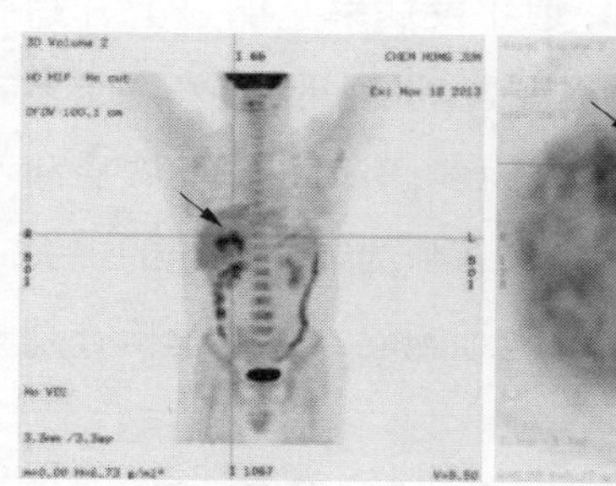

A. PET全身影像　　B. PET断层影像

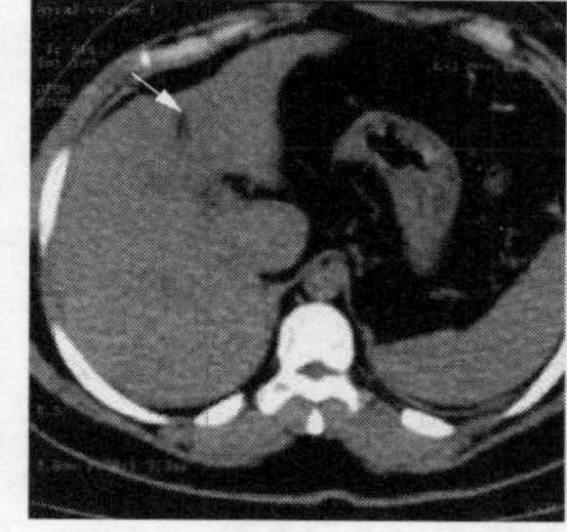

C. CT断层影像

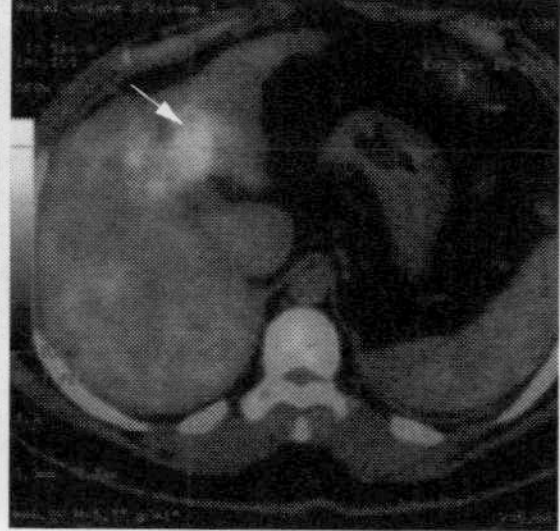

D. 融合影像

图15-9　胆囊癌（↑）^{18}F-FDG PET/CT影像

能非常有效地鉴别诊断胆囊癌与胆囊良性病变。

（1）胆囊息肉或乳头状瘤：息肉或乳头状瘤边缘光滑，有时CT检查较难发现。一般^{18}F-FDG摄取不高，而且没有邻近组织侵犯和周围淋巴结转移的征象。

（2）胆囊炎：胆囊炎表现为胆囊壁弥漫性、均匀性一致增厚，边缘光滑，无肿块形成，无转移征象，慢性期增厚的胆囊壁无^{18}F-FDG摄取，急性期胆囊壁可有^{18}F-FDG摄取，胆囊窝常可见积液，患者常有典型的临床症状。

15.6 胰腺癌

15.6.1 概述

胰腺癌多见于50～70岁中老年男性，近年发病率呈明显上升趋势，临床表现隐匿，缺乏特异性症状，恶性程度高，进展迅速，发现时多已为晚期，失去手术机会。胰腺癌以胰头颈部为多，有时可以有腹痛和黄疸等临床表现，以不明原因腹疼、突然消瘦和黄疸为需要警惕的三大症状。组织学病理类型分为导管细胞癌和腺泡细胞癌。影像学检查是发现胰腺癌的重要环节。

常用的诊断方法中，肿瘤标志物CA199测定方便、安全，特别适用于广大人群的普查，但CA199特异性较差。影像学诊断方法中，CT空间分辨率高，定位诊断明确，MRI能清晰显示胰胆管结构，但是这两个方法对鉴别诊断胰腺病变的良性、恶性作用局限。一些有创伤性检查如经内镜逆行胆胰管成像（ERCP）等，可以取得病理资料，诊断灵敏度特异性都高，但因其具有创伤性，应用局限。

15.6.2 ^{18}F-FDG PET显像的诊断标准

近几年应用^{18}F-FDG PET显像诊断胰腺癌获得较好的结果，并在临床上获得广泛认可。与CT检查相比较，^{18}F-FDG PET诊断胰腺癌原发灶和淋巴结转移灶的灵敏性、准确性均更高。临床怀疑胰腺癌患者的^{18}F-FDG PET显像发现，任何局灶性高于正常本底的放射性浓聚区域均有诊断价值，特别是病灶放射性摄取程度高于肝脏时（图15-10）。临床应用发现，胰腺癌^{18}F-FDG代谢可小于、等于或大于肝脏^{18}F-FDG代谢，而其中大多数腺癌^{18}F-FDG代谢增高，导管腺癌^{18}F-FDG代谢较低，甚至不增高。显像时，早期相SUV＞2.5，延迟后SUV＞4.0，则诊断更有把握。有文献报道，在一组小于2 cm的胰腺癌病例中，PET诊断灵敏度100%，而增强CT仅为40%[①]。

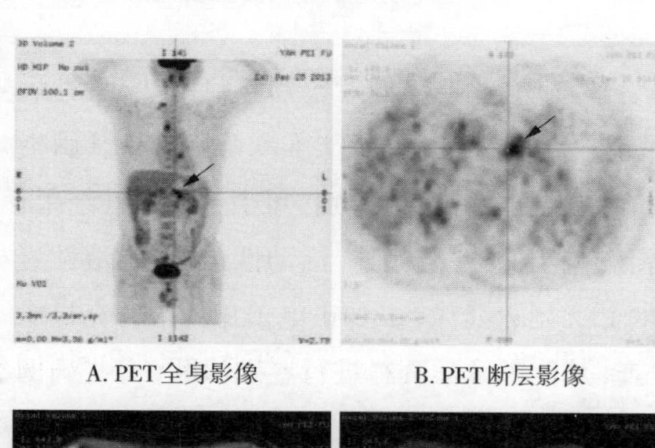

A. PET全身影像　　B. PET断层影像

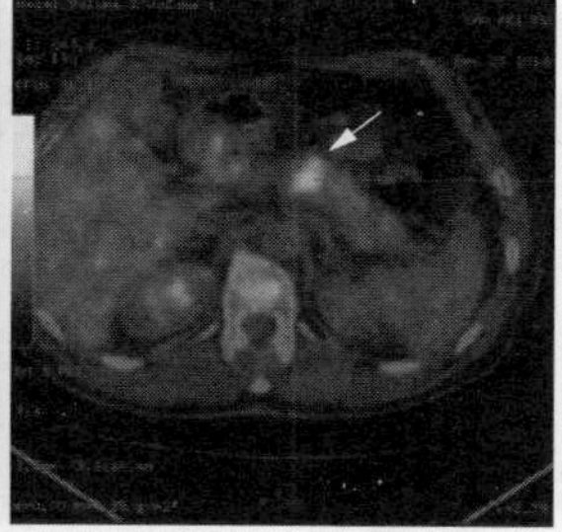

C. CT断层影像　　D. 融合影像

图15-10　胰腺癌（↑）^{18}F-FDG PET/CT影像

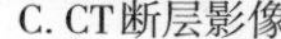

① 资料来源：张淼，李彪，王华枫，等，2009.^{18}F-FDG PET/CT与增强CT在胰腺癌诊断和分期中的价值比较.诊断学理论与实践，8（1）：50-54.

胰腺癌 ^{18}F-FDG PET显像诊断标准：各医院采用的SUV标准各不相同，多数为2.0～3.0（介于1.5～4.0）。判定SUV的高低直接影响诊断的敏感性和特异性，取的SUV低，则敏感性高、特异性差。目前有人推荐SUV=2.5作为肿瘤和慢性炎症的划分界线，此时 ^{18}F-FDG PET显像诊断胰腺癌的灵敏度为95%，特异性90%，准确性93%①。

鉴于 ^{18}F-FDG PET显像对小胰腺癌诊断的高敏感性，实际应用上可以采取的措施是：2 cm以下病灶依据 ^{18}F-FDG PET显像，但要注意存在假阴性病例；2～4 cm病灶要结合 ^{18}F-FDG PET显像和增强CT（或MRI）；4 cm以上病灶依据增强CT（或MRI）。

15.6.3 临床应用

（1）诊断和鉴别诊断：^{18}F-FDG PET显像对鉴别胰腺良性、恶性病变也有价值。大量文献报道 ^{18}F-FDG PET显像能准确鉴别慢性胰腺炎和胰腺癌。但是也有部分肿块型胰腺炎难以鉴别，可引起假阳性结果。其他导致假阳性结果的原因包括：炎性肉芽肿、活动性结核、黏液性囊腺瘤等，需要结合 ^{18}F-FDG PET延迟显像，多种正电子显像剂补充显像及其临床资料、实验室检查、其他影像学资料进行鉴别诊断，有些病例需要通过病理明确诊断。

但是，不推荐 ^{18}F-FDG PET显像作为诊断胰腺癌的常规检查方法。往往在怀疑胰腺癌存在远处转移而CT或MRI无法确诊的患者中，推荐使用 ^{18}F-FDG PET显像。

（2）术前肿瘤分期：推荐 ^{18}F-FDG PET显像作为胰腺癌临床分期的有效方法，尤其是手术前的病例。在《胰腺癌综合诊治指南（2018）》

---

① 资料来源：乔穗宪，唐安戌，张祥松，等.2004.^{18}F-FDG PET显像对胰腺良恶性病变鉴别诊断的作用.中华核医学杂志，24（1）：17-20.

中作为临床分期的Ⅱ级推荐项目(增强CT和增强MRI为Ⅰ级推荐)。

1）T分期：^{18}F-FDG PET显像可以为等密度病灶提供更多信息。不推荐^{18}F-FDG PET显像单独作为胰腺癌T分期的诊断标准，其在判断血管侵犯程度等方面不及薄层CT。

2）M分期：^{18}F-FDG PET显像术前检测胰腺癌远处转移灶灵敏度、特异性、阳性和阴性预测值分别为61%、100%、100%和91%。

3）N分期：详见下文。

（3）评价肿瘤转移：^{18}F-FDG PET显像可以显示肿瘤的代谢活性和代谢负荷，在发现胰腺癌病例的胰腺外转移和评价全身肿瘤负荷等方面具有明显优势。

除诊断胰腺原发肿瘤外，^{18}F-FDG PET显像对淋巴结转移、肝转移、远处转移的诊断比CT、MRI检查更准确，对肿瘤分期、复发评价和治疗疗效判断都有较大价值。

常用^{18}F-FDG PET显像诊断胰腺癌局部淋巴结转移，肝转移，腹膜、胸膜转移和其他转移。局部淋巴结是最常见的转移部位。胰头癌转移到幽门下或胰周淋巴结，再到主动脉旁淋巴结。胰体癌、胰尾癌常转移到脾门和腹腔淋巴结。

^{18}F-FDG PET显像诊断胰腺癌肺转移的检出率达100%，诊断肝脏转移灶检出率为46%。

其他比较常见的胰腺癌转移部位包括肾上腺、十二指肠、肾脏、胃、胆囊、小肠、骨和胸膜。骨骼易于侵犯的部位包括颅骨、脊椎、肋骨、胸骨、下颌骨。骨转移病灶的检出率也达到100%。

比较不常见的转移部位包括脑、甲状腺、心脏和心包、皮肤和皮下组织、卵巢、子宫、膀胱。更少见的转移部位包括睾丸、附睾、前列腺、输尿管、脊髓、食管、腮腺、乳腺、脐、直肠。

（4）预测预后：根据胰腺癌病灶SUV的高低，可判断其恶性程度，并可大致了解其生存期的长短。^{18}F-FDG PET显像肿瘤代谢体积（MTV）是胰腺癌的重要预后因素，它与SUV、CA199等因素比较，预后预测价值更好。

MTV和用^{18}F-FDG PET显像来分期不但是胰腺癌患者预后评估的重要指标，还有利于一对一制订适合个别患者专用的特定肿瘤方案，尤其对高危患者特别重要。

（5）观察治疗效果、监控疗效：治疗前和治疗阶段中、治疗后SUV的变化预示该阶段的治疗效果与疗效。^{18}F-FDG PET显像能及早、有效地评价胰腺癌患者治疗的疗效。如果同时使用CT监测疗效，在^{18}F-FDG PET显像显示肿瘤部位放射性浓聚降低后2个月，CT才有可能显示肿瘤病灶缩小。

注意，如果目的是观察疗效，建议随访的^{18}F-FDG PET显像在治疗后6周进行，可以降低假阳性。

（6）早期提示复发：SUV复又提高，预示胰腺癌复发，即使是早期病例。胰腺癌病例经治疗后两年内72%～92%发生肿瘤复发。^{18}F-FDG PET显像诊断胰腺癌术后局部复发的敏感性达到96%，特异性90%，可以比CT更早发现肿瘤复发。

15.6.4 ^{18}F-FDG PET显像诊断胰腺癌的假阳性和假阴性

（1）假阳性：主要见于炎症和其他炎性病变。胰腺炎、慢性胰腺炎急性发作、脂肪坏死、炎性肉芽肿、结核（特别是活动性结核）、浆液囊腺瘤、腹膜后纤维变性等良性病变等都可能出现假阳性。

（2）假阴性：可能是由于肿瘤太小或肿瘤细胞的含量太低等，也可见于高分化胰腺癌。合并糖尿病的胰腺癌病例可以因为葡萄糖代谢水平过高而显示假阴性。此外，还有黏液腺癌等。

15.6.5 ^{18}F-FDG PET显像在胰腺癌诊疗规范中的应用

《胰腺癌综合诊治指南（2018）》中指出，^{18}F-FDG PET显像显示肿瘤的代谢活性和代谢负荷，在发现胰腺外转移和评价全身肿瘤负荷方面具有明显优势。

（1）不推荐作为胰腺癌诊断的常规检查方法，但对CT和MRI检查不能明确诊断的病灶，有助于区分肿瘤的良性、恶性。

（2）^{18}F-FDG PET显像在排除及检测远处转移病灶方面具有优势，对于原发病灶较大、疑有区域淋巴结转移及CA199显著增高的患者，推荐使用。

（3）在胰腺癌治疗后随访中、鉴别术后和放疗后改变与局部治疗复发，对CA199增高而常规影像学检查方法阴性时，PET/CT显像作复发转移灶的诊断和定位。

（4）对不能手术而行放、化疗的患者可以通过葡萄糖代谢的变化早期监测疗效。

16. ^{18}F–FDG PET显像在泌尿系统肿瘤中的应用

16.1 概述

^{18}F–FDG PET显像对泌尿系统肿瘤的定性、分期、疗效观察、随访等都有重要临床价值。显像剂^{18}F–FDG主要通过泌尿系统排泄，因此，临床应用时，为避免排泄物对泌尿生殖系统的影响需采取适当措施，如通过导尿、膀胱冲洗、利尿剂及延迟显像（可延长至3～6小时），或更换非泌尿系统排泄显像剂等，可改善影像质量，提高诊断准确率。

引用英国放射学会、英国皇家医师学会和美国国家综合癌症网络（NCCN）发布的泌尿系统恶性肿瘤^{18}F– FDG PET显像应用适应证①：

（1）其他影像学检查不能明确的肾细胞癌（RCC）的分期（但是约50%的RCC可能并非表现为FDG阳性，而且显像剂排入尿道还可能造成误判）。

（2）晚期膀胱癌累及肌肉浸润时，根治性治疗前的分期。

（3）常规CT和MRI不能明确的转移性肾细胞癌和输尿管癌治疗

---

① 资料来源：Lakhani A, Khan S R, Bharwani N, et al., 2017. FDG PET/CT Pitfalls in Gynecologic and Genitourinary Oncologic Imaging. Radiographics, 37(2): 577–594.

的辅助决策管理。

(4) 肿瘤标志物增高或逐渐上升，而CT或MRI显像阴性或不确定的复发转移性睾丸精原细胞瘤或畸胎瘤。

(5) 化疗后有肿瘤残留的睾丸精原细胞瘤和畸胎瘤患者的再分期(但成熟分化的畸胎瘤可能不摄取^{18}F-FDG，所以显像阴性不能排除诊断)。

16.2 肾脏肿瘤

16.2.1 肾脏恶性肿瘤

肾脏恶性肿瘤中，最常见的是肾细胞癌(RCC)(图16-1)，^{18}F-FDG作为非特异性的肿瘤显像剂，不同的研究报道对RCC的诊断灵敏度和特异性不同，分别为32%～100%和0～100%。多数研究报道认为

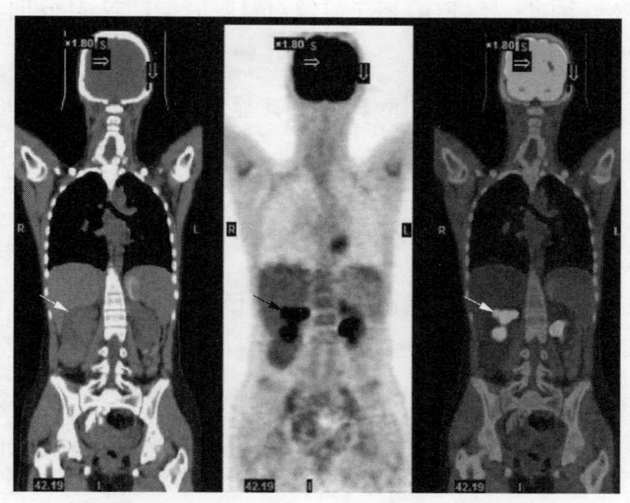

A. CT全身影像　　B. PET全身影像　　C. 融合影像

图16-1　肾细胞癌^{18}F-FDG PET/CT影像

右肾肿块代谢增高(↑)

^{18}F-FDG用于评价RCC原发灶的价值有限，其主要原因可能为肾透明细胞癌摄取^{18}F-FDG的程度不及其他恶性病变高，另外，肾盂内尿液的高放射性可影响对病灶的观察。后者可以通过利尿剂、大量饮水、延迟显像等方法，也可使用不通过泌尿系统排泄的显像剂如^{11}C-乙酸盐（^{11}C-AC）提高诊断的准确性。

^{18}F-FDG PET显像中，对测定的原发灶^{18}F-FDG的SUV_{max}与肿瘤Fuhrman分级存在正相关。Fuhrman分级反映RCC的分化程度，分化越差分级越高的肿瘤，葡萄糖代谢率越高，放射性摄取相应增高。另外，FDG摄取可间接反映RCC的预后情况，为临床治疗提供指导作用。

^{18}F-FDG PET显像对肾脏肿瘤的N、M分期远优于其他影像学检查如超声、CT、MRI。文献报道，泌尿系统肿瘤患者发生远处转移的五年生存率为7.2%，但孤立的转移灶被切除后五年生存率可达到25%～50%①。因此，^{18}F-FDG PET显像对肾脏肿瘤的N、M分期具有重要的临床价值。

术后复查或随访患者^{18}F-FDG PET显像阴性预测值达90%以上，显著高于常规影像学检查，可以避免不必要的手术探查等以减少患者痛苦。

16.2.2 肾脏良性肿瘤

肾囊肿是常见的肾脏良性肿瘤，CT扫描呈低密度灶，^{18}F-FDG代谢缺损可以明确诊断。肾血管平滑肌脂肪瘤（AML），主要由血管、平滑肌及脂肪三种成分构成，也为肾脏常见良性肿瘤。典型肾AML影像学诊断并不困难，诊断依据主要为肿瘤内部发现脂肪成分。肿瘤内脂肪成

① 资料来源：王雨生，2019. 转移性肾癌患者行转移灶切除术的临床价值. 泌尿外科杂志，11（4）：9-12.

分少于20%时，影像上不易显示脂肪，而增强扫描时平滑肌、血管成分等也可强化，与原发肾癌等恶性肿瘤鉴别困难。从理论上讲，良性疾病由于SUV低于恶性病变SUV（2.5），可与恶性病变鉴别诊断。现有资料显示，AML的SUV不大于2.0，可用于良性、恶性疾病鉴别诊断①。

16.3　前列腺癌

前列腺癌是老年男性常见的恶性肿瘤之一，也是全球男性继肺癌之后第二位的恶性肿瘤，随着人口老龄化及饮食结构的改变，近年来发病率有明显增高。在目前的多种影像学检查技术中，^{18}F-FDG PET显像有其明显特点，可用于前列腺癌的术前诊断、预后评估和术后疗效观察，突出优势在于远处转移灶的检出率较高。

在术前诊断中，由于部分患者前列腺癌的增生不活跃，对能量需求低，^{18}F-FDG代谢无明显增高，或高分化的肿瘤细胞摄取^{18}F-FDG类似正常前列腺细胞可导致影像出现假阴性。同时，膀胱内放射性尿液的滞留常影响前列腺肿瘤的诊断。此外，随着年龄增长，前列腺炎性病变的发病率也明显提高，活性炎症细胞糖酵解作用显著增强，炎症病灶的炎症细胞浸润、肉芽肿形成及巨噬细胞增生等过程均可使病灶对^{18}F-FDG摄取增高，以上因素可造成前列腺癌假阳性率提高，影响^{18}F-FDG对前列腺癌的早期诊断价值。部分前列腺癌由于体积较小、多灶性及不同病灶具有不同的恶性发展潜力等，可导致影像出现类似炎性病变表现。另外，还要注意观察^{18}F-FDG代谢增高灶是位于前列腺增生多发的中央带还是位于前列腺癌多发的外周带，具有重要参考

① 资料来源：周硕，林美福，陈文新，等. 2014. ^{18}F-FDG PET/CT显像在肾血管平滑肌脂肪瘤诊断中的价值. 包头医学院学报，30(4): 39-42.

价值。若FDG代谢增高灶位于中央带且对称呈“桔瓣”状则应考虑前列腺增生的可能，若增高灶位于外周带且呈孤立结节则高度提示前列腺癌。

近期有研究发现^{11}C-胆碱具有在前列腺肿瘤内高度浓聚及不在膀胱内存留的特性，^{11}C-胆碱PET检查可以为早期前列腺癌的诊断和鉴别诊断提供可靠依据，具有良好的应用前景①。胆碱通过特异性转运载体进入肿瘤细胞，入胞后的代谢途径为：胆碱-磷酸胆碱-胞嘧啶二磷酸胆碱-磷脂酰胆碱，作为终末代谢产物的磷脂酰胆碱最终整合到细胞膜上。细胞恶变时胆碱激酶的活性增加，同时肿瘤细胞的分裂增生极为旺盛，细胞膜的生物合成速度加快，所以磷脂酰胆碱水平增高造成了肿瘤与正常组织间的差异。

虽然本书局限于^{18}F-FDG PET显像，但最近PSMA PET显像的快速发展，使我们在涉及前列腺癌时不得不提及PSMA PET显像对前列腺癌的“诊断+治疗”双优势。前列腺特异性膜抗原（PSMA），是一种存在于前列腺腺上皮细胞胞膜的一种Ⅱ型固有膜蛋白。在前列腺细胞表面处于较高的表达水平，PSMA表达量由高往低依次为：高级别前列腺癌、低级别前列腺癌、前列腺增生、正常前列腺组织。PSMA可以被多种放射性核素所标记，从而到达显像或治疗的目的。^{18}F-PSMA PET显像对前列腺癌原发灶及转移灶的诊断较传统影像学检查（如MRI、全身骨扫描等）具有更高的敏感性及特异性。目前临床上应用^{18}F-PSMA PET显像诊断前列腺癌、前列腺癌转移和复发。

《欧洲泌尿外科协会指南（2019）》推荐：前列腺癌根治术后，患者

① 资料来源：宋吉清，2008. RI、MRS及^{11}C-胆碱PET/CT对前列腺癌诊断的对比研究. 中华核医学杂志，28（1）：49-54.

出现肿瘤标志物复发（前列腺特异性抗原＞0.2 ng/mL），推荐行PSMA PET评估有无转移病灶。

此外，PSMA PET显像也被推荐用于前列腺癌术前淋巴结、转移灶的评估。相对于传统的骨扫描和CT，PSMA PET显像能够增加对转移灶的检出率。

16.4 膀胱癌

90%的膀胱癌为移行上皮细胞癌，最常见的转移途径是淋巴结转移，晚期可发生血行转移。膀胱癌对^{18}F-FDG的摄取较高，但是，鉴于膀胱内尿液的高放射性造成对膀胱壁观察的影响，部分研究不主张采用^{18}F-FDG PET显像检查①。近期，有研究指出通过延迟足够长的时间如3～6小时后再显像，以及通过利尿剂、大量饮水、排尿、憋尿等方案，减低膀胱内放射性水平后，可充分显示病变②。^{18}F-FDG PET显像对膀胱癌的N、M分期及术后远处转移等具有其他检查不可比拟的优势。

为了提高^{18}F- FDG PET显像泌尿生殖系统肿瘤的检出，可行利尿^{18}F-FDG PET显像［口服呋塞米（速尿）40 mg或静脉注射呋塞米50 mg，给药前后多饮水、多排尿］。呋塞米介入能减少尿液高放射性水平对邻近肿瘤显示的影响，提高泌尿生殖系统肿瘤病灶的检出（图16-2）。

---

① 资料来源：钮培玉，吴庭苗，2017.膀胱尿液放射性对PET-CT膀胱邻近病灶SUV的影响分析.中国中西医结合学会医学影像专业委员会第十五次全国学术大会.

② 资料来源：房娜，王艳丽，曾磊，等，2014.饮水排尿再充盈延迟显像在膀胱病灶PET/CT检查中的价值.中华核医学与分子影像杂志，(34)：200-203.

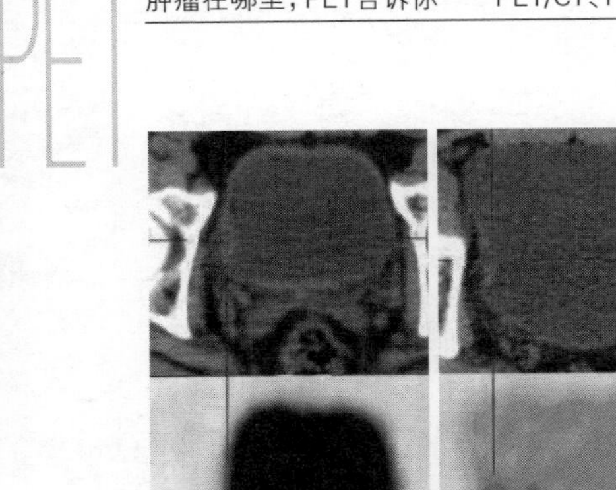

图16-2　延迟显像显示膀胱肿瘤

A. 注药1小时后膀胱充盈，肿瘤湮没于尿液放射性中；B. 2小时后，利尿后上检查床前憋尿，行延迟采集，膀胱充盈，尿液放射性下降，显示膀胱右侧壁肿瘤病灶（↑）

17. ^{18}F-FDG PET显像在妇科恶性肿瘤中的应用

17.1　概述

妇科恶性肿瘤，又称女性生殖道恶性肿瘤，包括外阴、阴道、子宫、卵巢和输卵管的恶性肿瘤，是严重威胁女性身体健康的一系列恶性疾病。随着人类老龄化的加快，50%的妇女将会面临恶性肿瘤的威胁，其中发病率位居前三位的分别是肺癌、乳腺癌及妇科恶性肿瘤。妇科恶性肿瘤中发病率最高的为子宫颈癌、子宫内膜癌及卵巢癌。近年来，子宫颈癌在年轻女性中的发病率明显增高。卵巢癌是妇科恶性肿瘤中病死率最高的疾病。

全身^{18}F-FDG PET显像是妇科及生殖系统恶性肿瘤评估的有效工具，在疾病分期、早期发现疾病复发及许多恶性肿瘤预后判断方面已证实行之有效。

在美国，妇科恶性肿瘤患者行PET检查人数占全部PET检查人数的10.2%。妇科恶性肿瘤^{18}F-FDG PET显像的适应证包括恶性肿瘤的检测、分期和复发评估。英国放射学会、英国皇家医师学会和美国国家综合癌症网络（NCCN）发布的最新妇科恶性肿瘤应用适应证如表17-1所示。

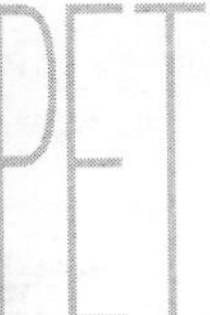

表17-1 妇科恶性肿瘤 ^{18}F-FDG PET显像应用适应证

作 用	应 用 适 应 证
放、化疗前分期	局部晚期宫颈癌患者拟行根治性放、化疗的分期
放、化疗后疗效评估	局部晚期宫颈癌患者根治性放、化疗的疗效评估
诊断	怀疑复发性子宫颈癌，子宫内膜癌或外阴癌，其他影像学检查不能明确诊断者
术前分期和再分期	外科术前对子宫颈癌，子宫内膜癌或外阴癌患者进行分期或再分期
肿瘤标志物不明增高	CA125增高，CT和MRI显像不明确或阴性，可疑复发性卵巢癌者

17.2 子宫颈癌

子宫颈癌发病率较高，在女性肿瘤中处于第二位，因此，对子宫颈癌的早期诊断、准确分期、正确的预后判断及疗效观察，可改善预后及降低死亡率。盆腔淋巴结转移是子宫颈癌的主要扩散途径，如果盆腔淋巴结出现转移，单纯行单一手术、化疗或放疗均难以达到根治效果。如果在治疗前对淋巴结转移分布情况有较为详细的预知，将有利于临床医生制订准确的治疗方案，提高疗效。

^{18}F-FDG PET显像主要用于子宫颈癌的N、M分期和预测宫颈癌复发及淋巴结转移。对于早期宫颈癌，^{18}F-FDG PET显像的确诊率（图17-1）及盆腔淋巴结阴性预测值均较高，PET在发现及诊断淋巴结转移方面具有重要价值，其敏感性及特异性优于CT，尤其适用于发现远处淋巴结转移。

17.3 子宫内膜癌

在《国际妇产科联盟（FIGO）2018癌症报告：子宫内膜癌诊治指

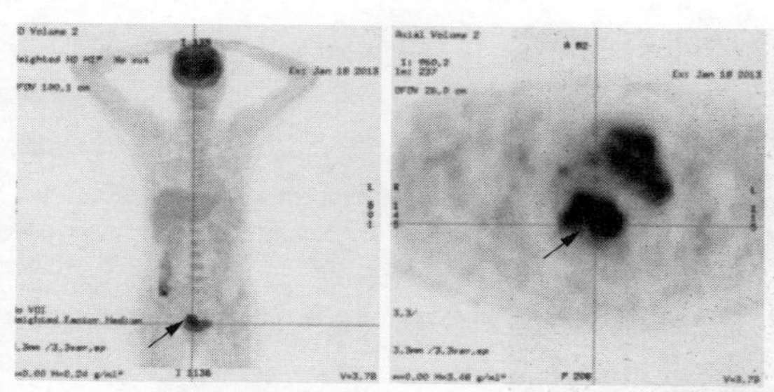

A. PET全身影像　　B. PET断层影像

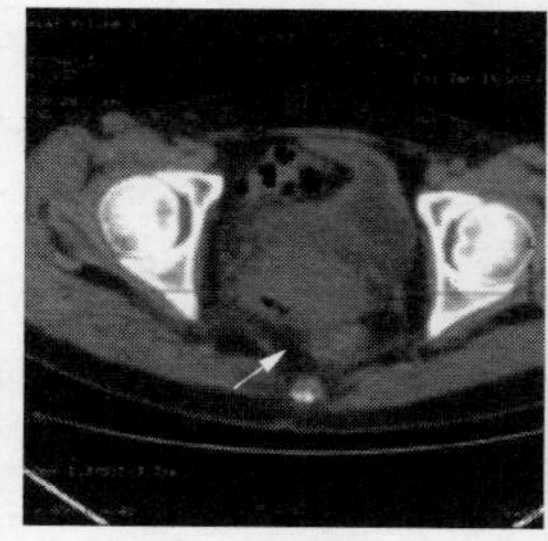

C. CT断层影像

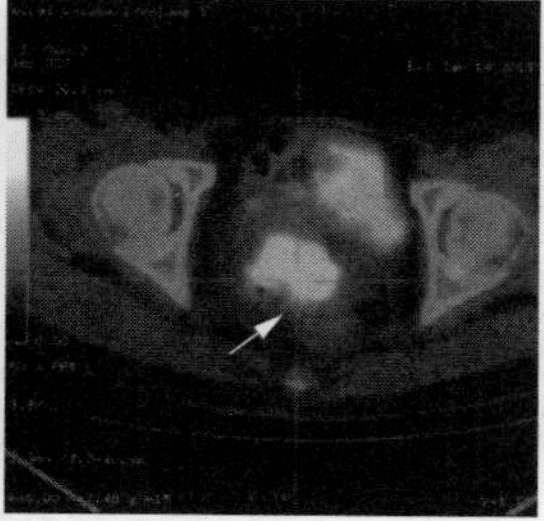

D. 融合影像

图17-1　子宫颈癌 ^{18}F-FDG PET/CT影像

子宫宫颈处异常放射性浓聚灶（↑），SUV_{max}5.5，宫颈刮片证实子宫颈癌

南》中Ⅰ期肿瘤分为Ⅰa和Ⅰb两期，其中，Ⅰa期肿瘤浸润深度＜1/2肌层，Ⅰb期肿瘤浸润深度≥1/2肌层。

分段诊断刮宫和宫腔镜检查是诊断子宫内膜癌的金标准，但无法判断肌层浸润的深度及周围侵犯状况，因而对分期没有帮助。超声、CT和MRI虽在分期中有一定作用，但各自具有局限性。其中MRI对判断子宫肌层浸润的判断灵敏度最高，Ⅰa期的子宫内膜癌病灶对 ^{18}F-FDG的摄取不明显，所以，^{18}F-FDG PET显像对Ⅰa期病变无显著意义。但是，对N、M分期具有独特优势（图17-2）。

有研究报道，^{18}F-FDG PET显像监测子宫内膜癌术后的灵敏度、特异度、阳性预测值、阴性预测值分别为96%、78%、89%、91%，对监测治疗后的子宫内膜癌有较大价值，不仅可以发现复发病灶的准确位置，还

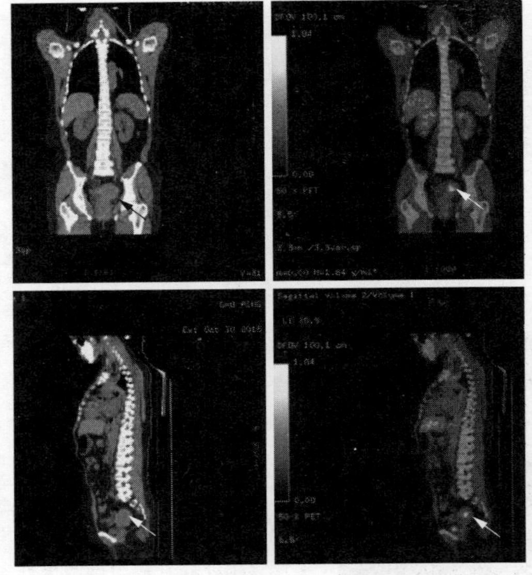

图17-2 子宫内膜样腺癌^{18}F-FDG PET影像

女，54岁，子宫内异常葡萄糖代谢增高灶（↑）；病理证实子宫内膜样腺癌

可以发现无症状的复发病灶[①]。

17.4 卵巢癌

卵巢癌是女性生殖道肿瘤中死亡率最高的肿瘤，生存率取决于其临床分期和组织学分级，并对患者的预后起着重要作用。

卵巢恶性肿瘤起病隐匿，临床表现少见、不明显，发病迅速，初期病灶较小，病灶多样性、不典型等。迄今为止，尚无报道卵巢癌早期诊断的可靠方法，尽管绝大多数晚期患者CA125增高。

超声、CT和MRI显像能够清晰显示盆腔及肿块的内部结构，但它仅仅是形态学的诊断，当病灶太小或形态学缺乏特征时，如较小淋巴结

① 资料来源：张凤仙，2017.^{18}F-FDGPET/CT显像SUV_{max}对子宫内膜癌术前浸润及转移的评估价值.中华核医学与分子影像杂志，37（2）：75.

转移和腹膜小种植灶，会造成误诊或漏诊。^{18}F-FDG PET显像反映肿瘤细胞代谢变化，能够早期、准确地发现卵巢的转移和术后复发，特别是CT和MRI检查不易发现的部位或不易定性的软组织影，如腹膜、腹腔和盆腔等部位在^{18}F-FDG PET显像时表现为异常高代谢灶，减少漏诊、误诊。所以^{18}F-FDG PET显像具有常规影像学检查无可比拟的优势，对卵巢癌的临床治疗和疗效评估具有指导作用（图17-3），在血清CA125增高但常规影像学检查阴性病例中作用尤其突出。

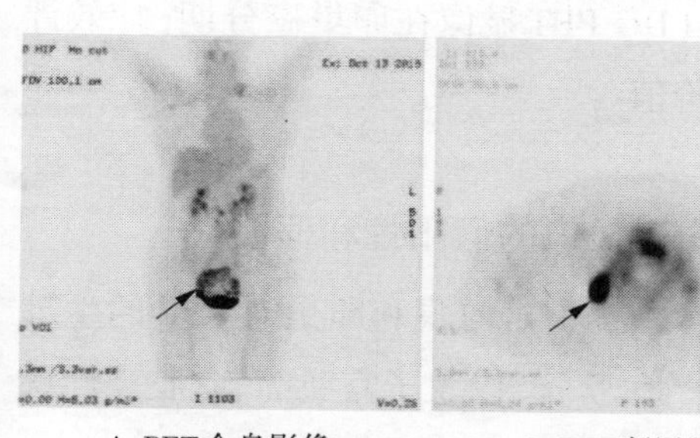

A. PET全身影像　　B. PET断层影像

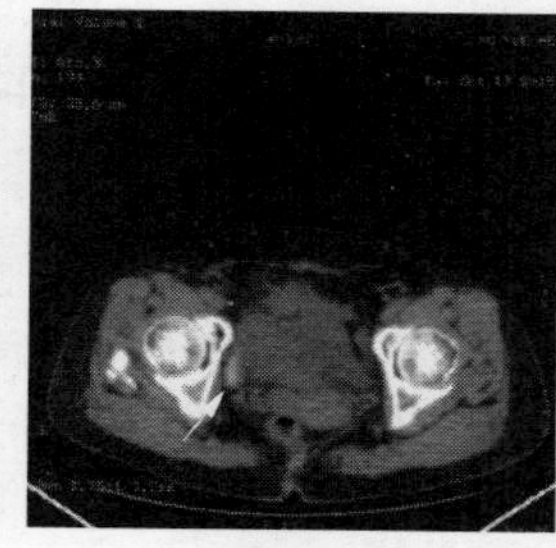

C. CT断层影像

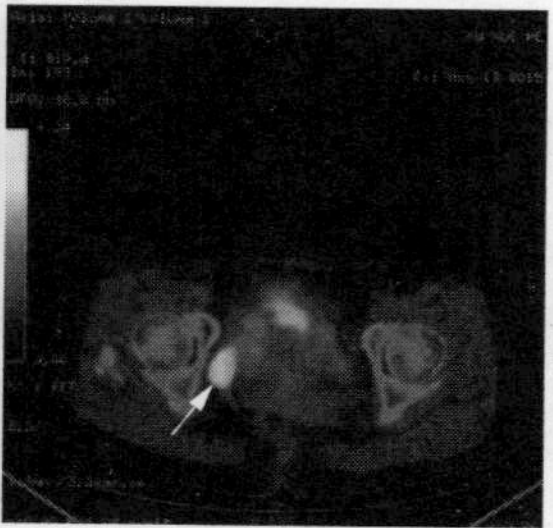

D. 融合影像

图17-3　卵巢癌^{18}F-FDG PET/CT影像

女，71岁，右侧卵巢癌（↑）侵犯子宫，伴左侧锁骨区及腹膜后多发淋巴结、肝转移

^{18}F-FDG PET显像在卵巢正常大小癌综合征（NOCS）的病因诊断中起决定性的作用。NOCS是一种临床现象，即腹盆内广泛癌变，而双侧卵巢大小正常。这些女性患者在术前无法明确原发病变，目前常用的影像学检查如超声、CT等很难有阳性发现，只能通过创伤较大的剖

腹探查手术寻找病因，而^{18}F–FDG PET显像可以发现^{18}F–FDG代谢增高，大小在正常范围的卵巢病变。

上皮性卵巢癌经过初次手术及化疗后达到临床治愈，仍有85%的患者在近期或远期出现复发，且复发灶多局限在腹腔内脏表现，早期无症状，难以用常规方法检测，常被误认为完全缓解而停止治疗，因此卵巢癌的术后随访非常重要。^{18}F–FDG PET显像反映肿瘤细胞代谢变化，能够早期准确发现卵巢癌复发转移。特别是常规影像不易发现的部位或不易定性的软组织。因而，^{18}F–FDG PET显像在卵巢癌分期、疗效评估和随访中都具有极重要的临床价值。

17.5 妇科恶性肿瘤^{18}F–FDG PET显像的假阳性和假阴性

（1）假阳性：主要包括绝经前患者子宫内膜和卵巢对FDG的生理性摄取、肾生理性排泄FDG至输尿管、膀胱，以及子宫肌瘤、盆腔炎性病变、子宫内膜异位囊肿等良性病变中^{18}F–FDG活性增加。

（2）假阴性：可能产生的假阴性包括坏死性、黏液性、囊性或低度恶性肿瘤的FDG低水平摄取以及因邻近的肠道、膀胱生理性摄取掩盖了浆膜、腹膜病变。卵巢癌患者更要注意肠道放射性浓聚对腹膜癌变FDG摄取灶的掩盖。此外，如源自呼吸运动和肠蠕动产生的运动伪影和PET设备有限的空间分辨率等内在的局限性，会对小病灶评估带来困难。

表17–2概括了妇科恶性肿瘤^{18}F–FDG PET显像假阳性和假阴性的原因。

因此，了解^{18}F–FDG生理性和非生理性摄取的主要影像学特征、熟悉显像前患者充分准备的原则及PET扫描方案，对于准确解读妇科和泌尿生殖系统肿瘤^{18}F–FDG PET显像检查结果具有重要意义。

表17-2 妇科恶性肿瘤 ^{18}F-FDG PET显像假阳性和假阴性可能的原因

假 阳 性	假 阴 性
排卵期和月经期，卵巢和子宫内膜生理性 ^{18}F-FDG摄取增高，可能误诊为疾病	某些坏死、黏液性、囊性或低度恶性肿瘤可能表现为低 ^{18}F-FDG摄取而漏诊
良性病变如子宫纤维瘤和良性子宫内膜异位囊肿可能有代谢活性	PET空间分辨率的限制和运动伪影可能掩盖小灶性腹膜疾病和小淋巴结病灶
局灶性输尿管或局灶性膀胱浓聚可能误诊	生理性肠道显影可能掩盖腹膜疾病，浆膜病和小淋巴结
膀胱阴道瘘可能会导致放射性浓聚而影响疾病评估	膀胱生理性高活性可能掩盖其周围病变的检出

资料来源：Lakhani A, Khan SR, Bharwani N, et al., 2017. FDG PET/CT Pitfalls in Gynecologic and Genitourinary Oncologic Imaging. Radiographics, 37(2):577-594.

18. ^{18}F–FDG PET显像在肿瘤骨转移、多发性骨髓瘤、恶性黑色素瘤、肾上腺肿瘤中的应用

18.1 肿瘤骨转移

肿瘤经常发生骨转移，尤其是肺癌、乳腺癌，前列腺癌等。临床常用^{99m}Tc-亚甲基二磷酸盐（^{99m}Tc -MDP）显像诊断肿瘤骨转移，灵敏度高但特异性较低。

^{18}F–FDG PET显像通过转移病灶部位葡萄糖代谢的异常增高来检测肿瘤骨转移（图18–1），对溶骨性病变的检出优于成骨性病变，因而提高了诊断骨转移的特异性。CT对骨皮质、骨小梁的分辨率佳，可以弥补PET对于成骨性病变不敏感的缺点。因此^{18}F–FDG PET显像综合了功能代谢检查与形态学检查的优点，有望降低假阴性。推荐在确定治疗方针前使用^{18}F–FDG PET显像评价全身远处转移，可以使已经有远处转移的患者避免不必要的手术。

肿瘤骨转移是^{18}F–FDG PET显像经常发现的病变，一般情况下骨转移系肿瘤远处转移，已属于疾病晚期。前面几章所涉及的病变，有无骨转移是肿瘤分期的重要因素。

判断肿瘤是否有骨转移是^{18}F–FDG PET显像最基本的目的，也是

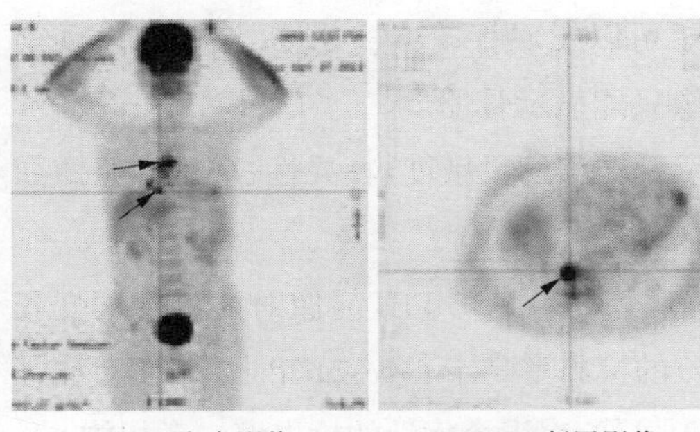

A. PET全身影像　　B. PET断层影像

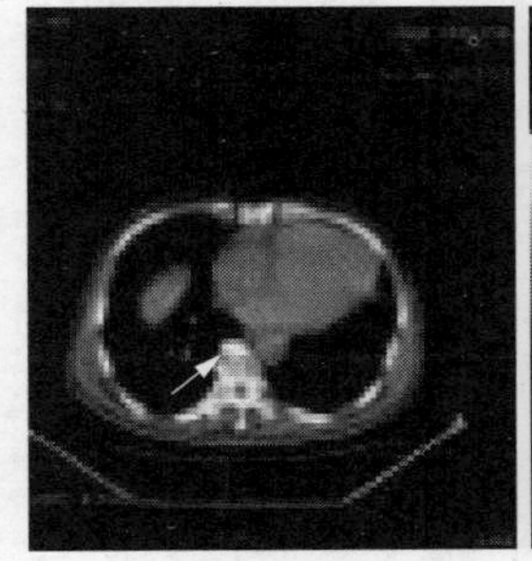

C. CT断层影像

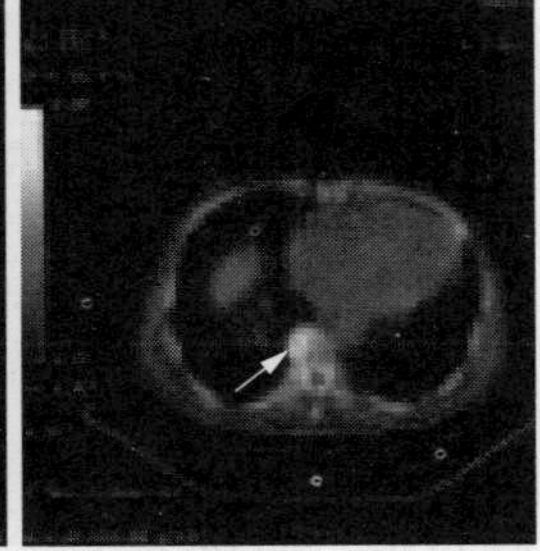

D. 融合影像

图18-1　肿瘤骨转移^{18}F-FDG PET/CT影像

椎体溶骨性骨质破坏，伴放射性异常浓聚（↑），患者原有右肺下叶低分化鳞癌病史

^{18}F-FDG PET显像的适应证。

经常在发现骨转移后，患者来做^{18}F-FDG PET检查，目的是寻找肿瘤原发灶。这是^{18}F-FDG PET显像的又一个适应证。^{18}F-FDG PET显像可提示多数肿瘤骨转移患者的原发灶，进而指导患者的治疗计划。

临床上如果是单纯进行骨显像，可以使用^{99m}Tc-MDP显像。与PET显像不同，^{99m}Tc-MDP使用的核医学仪器是单光子发射计算机体层仪（SPECT），与本书主要叙述的PET显像有所不同。

^{18}F-FDG PET显像与^{99m}Tc-MDP显像在发现肿瘤骨转移病灶方面效果基本相仿，都能达到检测病灶的要求，都是比较理想的检查方法。但是在检测病灶方面具有一些微小的差异。

（1）^{18}F-FDG PET显像除了可以发现骨转移病灶外，还可以发现全身其他病灶，而^{99m}Tc-MDP显像只能显示骨骼。

（2）^{18}F-FDG PET显像显示骨转移的灵敏度、特异性、准确性略微高于^{99m}Tc-MDP显像。

（3）对不同类型的骨转移病灶，^{18}F-FDG PET显像对溶骨性病变和CT上没有形态异常（骨髓转移）的检出率高于^{99m}Tc-MDP显像，而对成骨性病变的检出率不及^{99m}Tc-MDP显像，对混合病灶的检出率二者相仿。

（4）^{18}F-FDG PET显像更容易发现位于胸椎、骶椎、骨盆及股骨的转移灶。

（5）当^{99m}Tc-双磷酸盐全身显像发现病灶但^{18}F-FDG显像阴性时，往往提示病灶为良性病变。

（6）由于常规的^{18}F-FDG PET显像中，只扫描到大腿根部，可能会漏掉四肢的病灶。

单独用^{18}F进行的PET骨显像（^{18}F PET显像），或者将所得影像与CT、MRI影像融合，在肿瘤、整形外科及运动医学有其应用价值。

^{18}F-FDG对于骨良性、恶性病变均有更高的影像质量，其敏感度、特异度比平面骨显像和骨断层显像均高。^{18}F-FDG PET影像与CT、MRI影像融合的优点是既有解剖信息，又有代谢信息。除了发现肿瘤骨转移外，^{18}F-FDG PET还能发现骨骼外的肿瘤转移灶。由于^{18}F-FDG清除快、动态显像的时间缩短，注射药物后能更早地显像。PET显像的高灵敏度和高特异度，使得对骨疾病的评价更完全、更准确。对于溶骨性转移病灶，^{18}F-FDG敏感度高；对于成骨性病变，^{18}F-FDG PET显像不够敏感。

^{18}F-FDG PET显像诊断转移性骨肿瘤也存在假阳性与假阴性。骨周围软组织转移容易误认为骨转移引起假阳性，假阴性与转移的部位和成骨特性有关。胸椎是最易发生骨转移的部位。

由于PET/CT中的PET能够发现CT尚未发现的异常骨髓受累，CT可以对PET所发现的病灶准确定位，显示有无软组织的异常，如硬膜外肿块和肿瘤累及脊髓、马尾和神经根受压的情况，两者信息互补，对骨恶性和良性病变的诊断准确性更优于PET或CT的单独检查。当CT呈溶骨性或混合性病变时，PET/CT可100%显示^{18}F-FDG高摄取，若CT为成骨性病变时，仅有88%高摄取。

18.2　多发性骨髓瘤

多发性骨髓瘤是一种骨髓内浆细胞异常增生的恶性肿瘤，又称骨髓瘤、浆细胞骨髓瘤。多发性骨髓瘤病因尚未明了，多于中年后发病，好发于40岁以上男性（男女比例为1.6∶1）。由于骨髓中有大量的异常浆细胞增殖，引起溶骨性破坏，又因血清中出现大量的异常单克隆免疫球蛋白，尿中出现本周氏蛋白，引起肾功能的损害和贫血、免疫功能异常。多发性骨髓瘤起病徐缓，早期无明显症状。转移性骨肿瘤多以成骨性或混合性改变为主。临床常见贫血、骨痛、低热、出血、感染、肾功能不全。随着病情进展，可出现骨髓组织浸润、免疫球蛋白M（IgM）异常增高，从而导致肝脾淋巴结肿大、反复感染、出血、高钙血症、肾功能衰竭等。骨盆、脊柱、肋骨和颅骨最常发生多发性溶骨性病变。出现无法解释的持续性背部骨骼或胸廓疼痛、肾功能衰竭、反复细菌性感染等症状时需要警惕多发性骨髓瘤的可能。多发性骨髓瘤后期有可能发生病理性骨折，发生于椎体者椎间隙多完整，椎弓根多破坏，常见于前列腺癌、乳腺癌、肺癌或膀胱癌的转移。

多发性骨髓瘤表现为多种形状的多发性骨质破坏，X线和CT影像改变以大片溶骨性破坏为主，以穿凿样溶骨性病损为特征性改变，也可呈虫蚀状或囊状纤维性改变。病程较长时可呈弥漫性骨质硬化或硬化与骨破坏混合并存。^{18}F-FDG PET显像可表现为放射性异常浓聚、轻度浓聚和无明显浓聚等多种改变。病灶如果不摄取^{18}F-FDG，只能依靠CT的特征性影像改变和临床资料（如M球蛋白）进行诊断。

多发性骨髓瘤^{18}F-FDG PET显像需要与转移性骨肿瘤鉴别，结合临床和CT影像综合分析。临床上往往伴有贫血、长期腰腿痛、病程比转移性骨肿瘤长。PET/CT所显示的病灶可以提供选择骨髓活检部位（图18-2），提高诊断阳性率。

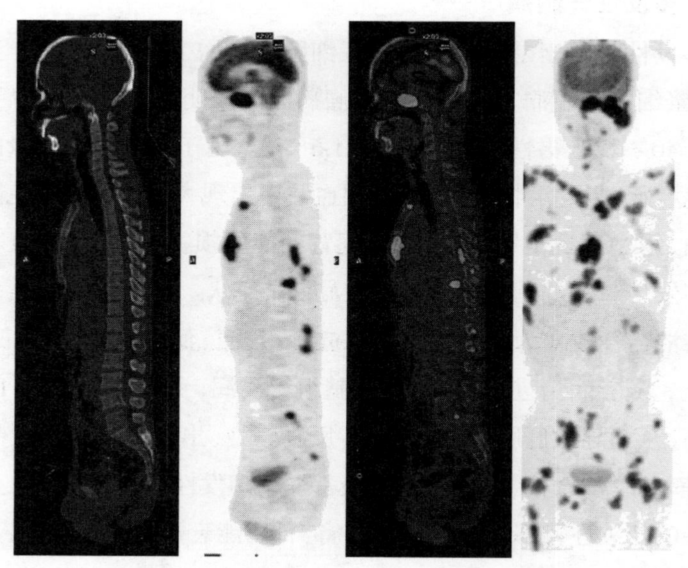

A. CT断层影像　B. PET断层影像　C. 融合影像　D. PET全身影像

图18-2　多发性骨髓瘤PET/CT影像

全身多发骨髓异常放射性浓聚增高灶，伴有或不伴有明显骨质破坏，提供穿刺确诊的精确定位

18.3　恶性黑色素瘤

恶性黑素瘤是由皮肤和其他器官黑素细胞产生的肿瘤。恶性黑色

素瘤的病因可能与损伤、慢性刺激、不恰当的治疗，以及内分泌和营养因素有关。疾病初起可为一色泽不均匀、边缘不规则的棕色或黑色色素斑，以后逐渐增大，隆起形成斑块、结节或肿块，以至溃破、出血，并发生转移。由于恶性黑素瘤恶性程度高，转移发生早，死亡率高，因此早期诊断、早期治疗尤为重要。

^{18}F-FDG PET显像可用于恶性黑色素瘤（图18-3）的诊断和复发与远处转移的检测，对恶性黑色素瘤的临床分期及疗效观察具有重要价值，由于黑色素瘤转移的广泛性，怀疑黑色素瘤时需要进行从头到脚的"真正的全身显像（true whole body scan）"，即从头顶至足底的^{18}F-FDG PET扫描。

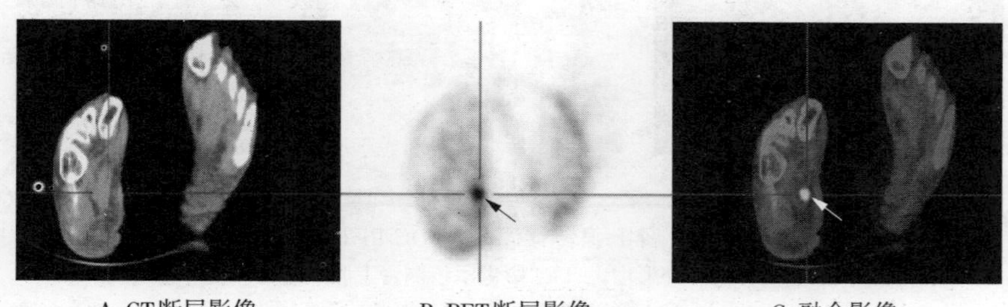

A. CT断层影像　　B. PET断层影像　　C. 融合影像

图18-3　恶性黑色素瘤^{18}F-FDG PET/CT影像

右足底放射性摄取异常增高灶（↑），超声及X线检查均未见明显异常

PET/CT的使用表面上增加了10%不到的医疗费用，但改善了恶性黑色素瘤的临床分期。部分病例通过^{18}F-FDG PET/CT显像检出未知的远处转移病灶，而另一些部位的疑似病灶判断为良性从而避免了外科手术。这样每例患者的医疗支出反而减少①。

① 资料来源：Bastiaannet E, Uyl-De G C, Brouwers A H, et al., 2012. Cost-effectiveness of adding FDG-PET or CT to the diagnostic work-up of patients with stage Ⅲ melanoma. Ann Stag, 255(4): 771-776.

18.4 肾上腺转移癌

恶性肿瘤转移的好发器官除了肺、肝、骨以外，第四位是肾上腺。几乎所有肿瘤，尤其是肺癌、淋巴瘤、胃肠道肿瘤、肝癌等治疗过程中都应该检测有无肾上腺转移。

^{18}F-FDG PET显像可显示肾上腺外形增大或正常，放射性摄取异常增高（图18-4）。需要进行鉴别诊断的疾病有肾上腺淋巴瘤（病史）、肾上腺腺瘤（一般不摄取或轻度摄取FDG）等。

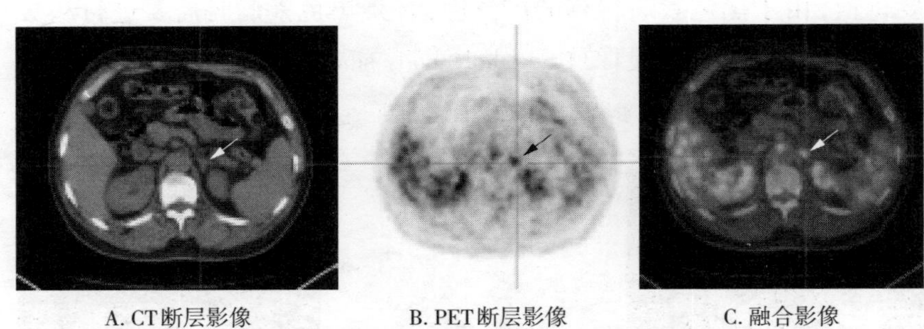

A. CT断层影像　　B. PET断层影像　　C. 融合影像

图18-4　肾上腺转移癌^{18}F-FDG PET/CT影像

CT断层影像示左侧肾上腺外形增大，PET影像示该侧肾上腺放射性摄取异常增高（↑）

^{18}F-FDG PET显像是鉴别肾上腺占位的无创性方法之一，诊断肾上腺转移的敏感度达100%，特异度达80%～90%。但从成本效益角度分析，^{18}F-FDG PET显像并不是最佳选择。CT、MRI、CT引导下穿刺对肾上腺转移的诊断可能更经济。但^{18}F-FDG PET显像作为全身性的检查，往往在不经意间发现肾上腺的肿瘤转移灶，这也是肿瘤患者每年定期进行PET检查的价值。

18.5 肾上腺嗜铬细胞瘤

嗜铬细胞瘤是一种少见的且具有潜在危险的肿瘤，能持续或间断地释放儿茶酚胺作用于肾上腺素能受体，引起持续性或阵发性高血压伴头痛、多汗、心悸三联症状，多个器官功能及代谢紊乱，也有部分患者表现轻微甚至没有临床症状。嗜铬细胞瘤可发生在任何年龄，发病高峰20～50岁，女性稍高于男性。嗜铬细胞瘤由交感神经母细胞分化而来，多发生在肾上腺髓质，占80%～85%，但在交感神经系统其他部位也可发生，如主动脉旁交感神经节、颈动脉体、嗜铬体及后腹膜等部位。

^{18}F-FDG PET显像诊断肾上腺嗜铬细胞瘤（图18-5），需要与肾上腺淋巴瘤、肾上腺转移癌、肾上腺结核、肾上腺腺瘤等其他肾上腺占位性疾病作鉴别诊断。前三种病变都摄取^{18}F-FDG，只是摄取程度、放射性分布有所不同，肾上腺腺瘤一般不摄取或轻度摄取^{18}F-FDG。

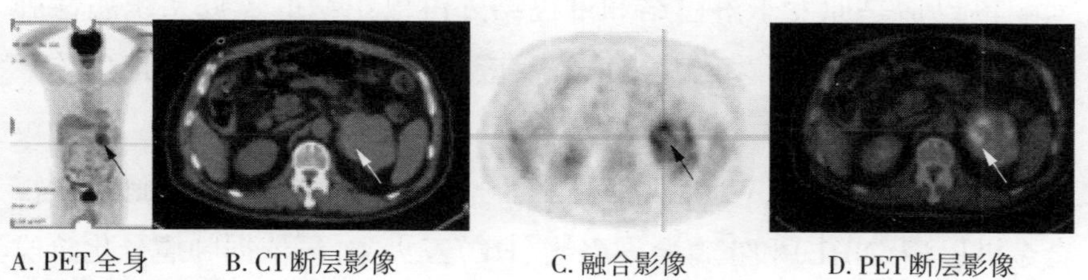

A. PET全身影像　B. CT断层影像　C. 融合影像　D. PET断层影像

图18-5　肾上腺嗜铬细胞瘤^{18}F-FDG PET/CT影像

男性，22岁，血压增高；PET/CT示肾上腺肿块伴FDG代谢异常增高（↑）；手术病理证实为肾上腺嗜铬细胞瘤

19. ^{18}F-FDG PET显像在淋巴瘤中的应用

19.1 概述

淋巴瘤是原发于淋巴结和淋巴结外淋巴组织的免疫系统恶性肿瘤。淋巴瘤的发生大多与免疫应答反应中淋巴细胞增殖分化产生的某种免疫细胞恶变相关。

世界卫生组织（WHO）将淋巴瘤分为B细胞性、T/NK细胞性非霍奇金淋巴瘤（NHL）和霍奇金淋巴瘤（HL）三大类，再依据肿瘤分化阶段再将非霍奇金淋巴瘤分为前体细胞和成熟细胞肿瘤两大类，并依据肿瘤临床表现将非霍奇金淋巴瘤分为主要为播散性/白血病、原发于结外和主要位于淋巴结三类。

目前应用于HL和NHL的分期法（Ann Arbor分期）根据受侵部位将患者分为Ⅰ～Ⅳ期：累及单个淋巴结（Ⅰ）或累及单个淋巴结外的器官或部位（ⅠE）；累及横膈同侧两个或以上淋巴结区域（Ⅱ）或累及局限性的、邻近的淋巴结外器官或部位（ⅡE）；累及横膈两侧的淋巴结区域（Ⅲ），包括脾脏（ⅢS）和/或局限性的、邻近的淋巴结外器官或部位（ⅢE）；累及一个或多个结外器官的多发的或散在的病灶伴/不伴淋巴结病变，肝或骨髓只要受到累及均属Ⅳ期。

淋巴瘤的治疗包括放疗和化学治疗、免疫治疗、造血干细胞移植等。

^{18}F-FDG PET显像可用于淋巴瘤的分期、早期监测治疗反应。淋巴瘤的分期还需要结合详细的病史、体检，以及胸腹盆腔影像（包括胸部平片、CT、^{67}镓显像、骨扫描、超声或MRI）、骨髓活检资料、血液学试验（包括乳酸脱氢酶、白蛋白、β_2微球蛋白）等。^{18}F-FDG PET显像的灵敏度为82%，特异性与阳性预测值均为100%，阴性预测值为90%，总的准确性为93%。

19.2 临床应用

19.2.1 肿瘤分期

^{18}F-FDG PET显像在淋巴瘤分期中具有重要作用，相对于传统的诊断方法，^{18}F-FDG PET显像全身扫描可同时探测到淋巴结及结外的代谢及结构异常病灶（图19-1），能更准确地探查到病灶累及的范围，并且能准确显示疾病生物学上侵犯的过程（图19-2），可显著提高最初分期和再分期的准确性。对评估结外病灶的侵犯，包括局部骨髓浸润、脾脏和小肠浸润，^{18}F-FDG PET显像均有独特优势。^{18}F-FDG PET显像对淋巴瘤，尤其是弥漫性大B细胞性NHL和HL的诊断性分期作用显著。

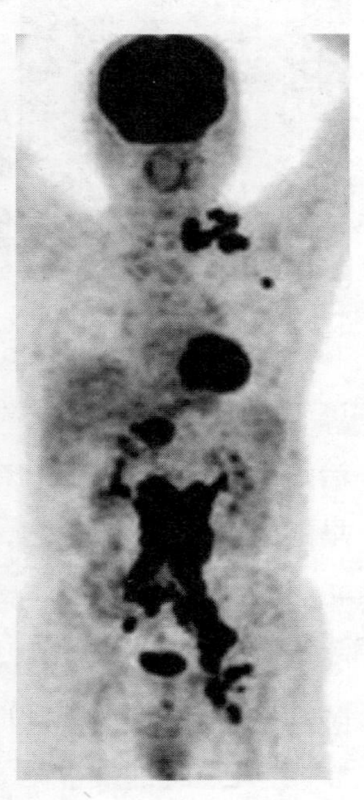

图19-1 大B细胞淋巴瘤^{18}F-FDG PET/CT影像

全身多处结节状和块状异常浓聚影，病灶相互融合

19.2.2 影响治疗决策

由于^{18}F-FDG PET显像能比常规显像探测到更多病灶，因此在初次分期中，可将部分原来分期较低的HL患者的分期上调，改变了

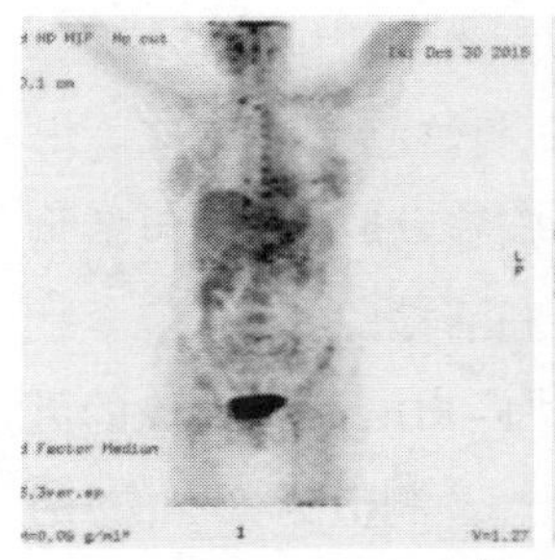

A. PET全身影像

B. PET断层影像

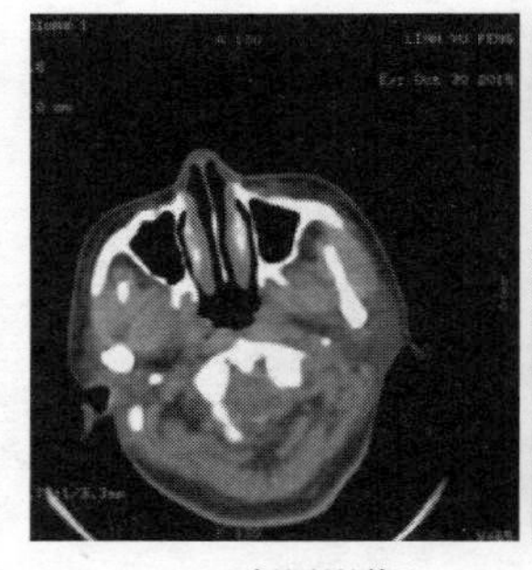

C. CT断层影像

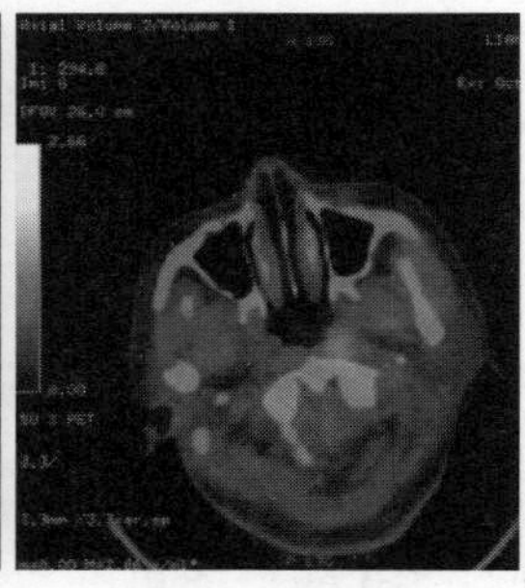

D. 融合影像

图19-2 T细胞淋巴瘤^{18}F-FDG PET/CT影像
右颈部淋巴结多处葡萄糖代谢稍增高，病理证实为恶性淋巴瘤

患者的治疗方案，有些原定以放疗为主的方案变更为单独化疗或联合治疗方案。^{18}F-FDG PET显像能更好地勾画肿瘤灶，因此它也有助于对早期或更高分期的淋巴瘤勾画放疗病灶。

19.2.3 评估淋巴瘤脾脏、骨髓受累

（1）评估淋巴瘤脾脏受累：脾脏是非霍奇金淋巴瘤最容易受累的结外器官之一，大约20%的患者会发生脾脏受累。而对于霍奇金淋巴瘤，脾脏是腹部最常见的受累部位，有10%的患者脾脏是隔下唯一受累部位。准确评估脾脏受累在淋巴瘤患者的初始分期中非常重要，影响其治疗方案和预后。在淋巴瘤治疗前的初始分期中，目测脾脏^{18}F-FDG摄取增高是评估脾脏受累的最佳方法。

（2）评估淋巴瘤骨髓受累：恶性淋巴瘤的骨髓浸润较常见，骨髓浸润是淋巴瘤患者预后不良的征兆之一，且决定淋巴瘤的分期。研究表明，^{18}F-FDG PET显像可准确显示淋巴瘤骨髓浸润，大多数情况下^{18}F-FDG PET显像与骨髓活检结果一致[①]。

19.2.4　评估疗效

（1）淋巴瘤疗效评估标准：《恶性淋巴瘤缓解标准》（修订版）用于评估霍奇金淋巴瘤及弥漫大B细胞淋巴瘤的疗效，已被广泛接受并认可。① 治疗反应完全缓解（CR）：所有的病灶证据均消失，其中包括淋巴结肿块治疗前^{18}F-FDG高亲和性（PET阳性）经过治疗转变为PET阴性（图19-3）。② 部分缓解（PR）：淋巴结缩小、没有新病灶。治疗前^{18}F-FDG高亲和性（或PET阳性），治疗后SUV降低。③ 病情稳定（SD）：达不到CR、PR或PD的标准，治疗前^{18}F-FDG高亲和性（PET阳性），SUV改变不大；治疗后原病灶仍为PET阳性、CT或PET上没有新病灶。④ 疾病复发或疾病进展（PD）：任何新增加的病灶或原病灶直径增大超过50%，治疗前^{18}F-FDG高亲和性（或PET阳性），治疗后病灶PET阳性，SUV不变或增高，或出现^{18}F-FDG阳性的新病灶。

（2）早期评价治疗反应：早期预测治疗反应可能区分出哪些患者适合标准的常规治疗，哪些患者需要采用另外的治疗方法。

放射影像上肿瘤体积缩小对判断治疗是否有效相对滞后。而非霍奇金淋巴瘤患者首次化疗后7天左右^{18}F-FDG PET显像即可观察到肿瘤组织葡萄糖摄取的快速下降。在化疗1程、几程后或治疗中使用^{18}F-FDG PET显像进行早期治疗反应评价（“interim PET”）能够预测淋

---

① 资料来源：李培勇，张立颖，江旭峰，等，2002.淋巴瘤骨髓浸润的^{18}F-FDG PET显像研究.中华核医学杂志，22（2）：106-107.

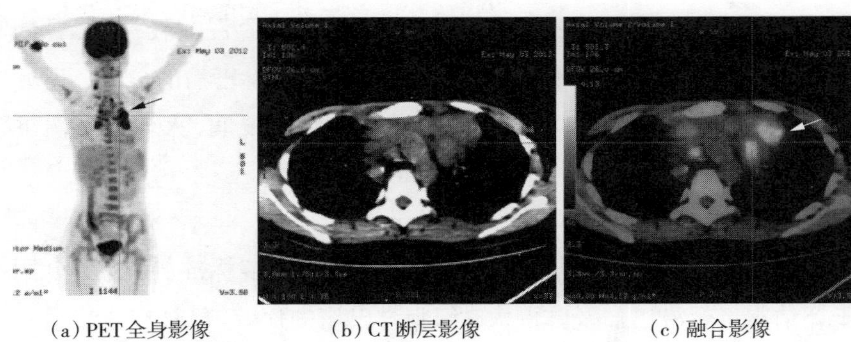

（a）PET全身影像　（b）CT断层影像　（c）融合影像

A. 治疗前，多处异常放射性浓聚（↑）

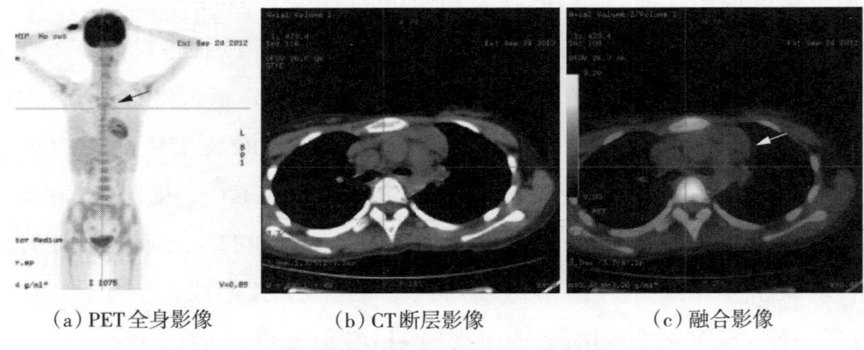

（a）PET全身影像　（b）CT断层影像　（c）融合影像

B. 治疗后，原异常放射性浓聚灶消失（CR）（↑）

图19-3　^{18}F-FDG PET/CT显像评估淋巴瘤治疗效果

巴瘤患者的治疗反应、无进展生存期（PFS）和总生存（OS）。

（3）鉴别治疗后残余肿块与纤维化：^{18}F-FDG PET显像是评价淋巴瘤治疗反应和判断治疗后残余肿块性质最好的显像方法。CT和MRI检查都不能在治疗后短时期内及时鉴别肿瘤残余与纤维化。

19.3　淋巴瘤^{18}F-FDG PET显像的意义

淋巴瘤蔓延方式及受累器官多样且难以预测，^{18}F-FDG PET显像能够反映全身受累情况，因此在淋巴瘤的诊疗中有其独特的优势。淋巴瘤病理类型多样，其^{18}F–FDG PET显像亦各有特点，包括肿瘤蔓延方式及累及器官的不同，FDG浓聚程度的差异等。总体而言，霍奇金淋巴瘤和高度恶性非霍奇金淋巴瘤，如弥漫大B细胞性非霍奇金淋巴瘤、套细胞淋巴瘤、滤泡性淋巴瘤等大多能积聚大量FDG，其FDG影像的肿瘤/本底比值很高，病灶显示清晰，^{18}F–FDG PET显像对此类淋巴瘤有更重要的临床价值。^{18}F–FDG PET探测边缘区淋巴瘤，尤其是结外的边缘区淋巴瘤的可靠性低，在对惰性B细胞性非霍奇金淋巴瘤的研究中发现，^{18}F–FDG PET对滤泡性非霍奇金淋巴瘤的诊断、治疗有潜在优势，但对小淋巴细胞性淋巴瘤，只能探测到50%的病灶[①]。

《中国淋巴瘤治疗指南》推荐^{18}F–FDG PET显像用于霍奇金淋巴瘤、弥漫大B细胞淋巴瘤（DLBCL）、滤泡性淋巴瘤（FL）、获得性免疫缺陷综合征相关B细胞淋巴瘤、套细胞淋巴瘤、外周T细胞淋巴瘤（PTCL）、边缘区淋巴瘤、伯基特淋巴瘤、皮肤原发T细胞淋巴瘤、蕈样肉芽肿、塞扎里综合征等进行分期、再分期和疗效监测等。而对小淋巴细胞淋巴瘤、黏膜相关淋巴组织等则未做推荐。

在美国国家综合癌症网络（NCCN）《淋巴瘤疗效评价》（修订版）中，明确地将^{18}F–FDG PET显像整合入新的淋巴瘤缓解标准中，认为^{18}F–FDG PET近年已得到更广泛的应用，能较CT更好地分辨残存肿块中的肿瘤细胞和纤维组织，有助于判断预后，并推荐在淋巴瘤研究中应用^{18}F–FDG PET显像：① 推荐用于治疗前分期、治疗后再分期；② 推荐用于疗效评价；③ 推荐检查的时机应随组织学类型不同而不同。

---

① 资料来源：宋建华，2017.^{18}F–FDG PET/CT对结外淋巴瘤的临床评估价值研究.南京医科大学.

20. ^{18}F-FDG PET显像在儿科肿瘤中的应用

儿童生长发育的各个阶段也可能发生多种肿瘤。^{18}F-FDG PET显像已成为无创性评价和监测儿科恶性肿瘤的重要影像技术。但由于儿童疾病特点及辐射问题，^{18}F-FDG PET显像在儿童中的应用远不及成人普及，主要用于儿童常见的淋巴瘤、脑肿瘤、神经母细胞瘤、骨肉瘤及软组织恶性肿瘤等。

20.1 概述

儿童^{18}F-FDG PET显像在核素显像技术、显像剂用量和影像特点等方面与成人有一些微小的差别。

（1）核素显像技术：检查方法（包括显像前准备、显像过程）与成人大致相同，但需特别注意小儿的镇静与安抚。

（2）显像剂用量：儿童^{18}F-FDG PET显像尤其要注意检查的剂量与辐射，小儿处于生长发育阶段，年龄越小对辐射越敏感。尽管^{18}F-FDG PET显像的辐射剂量低于相应X线检查，但仍然要遵循给予最小剂量原则，根据体重或年龄按成人剂量折算：

$$小儿剂量=(X+1/X+7)\times 成人剂量$$

其中,X为年龄。

显像剂^{18}F-FDG,一般给予剂量每千克体重3.7～5.5 MBq,最小剂量37 MBq,最大剂量370 MBq。

(3) 影像特点:儿童^{18}F-FDG PET显像检查结果分析时应注意以下问题。

1) 儿童胸腺可显影,尤其在化疗后胸腺摄取可明显增高,这对鉴别正常胸腺和前纵隔肿瘤尤其是淋巴瘤造成困难。

2) 婴幼儿^{18}F-FDG在心肌、甲状腺、胃肠道、肾盂和膀胱部位生理性摄取增多。

3) 静脉注射药物外漏应与淋巴结转移相鉴别。

4) 其他^{18}F-FDG摄取增加的情况包括外伤、炎症、棕色脂肪组织和正常卵巢。

(4) 辐射:儿童年龄越小对辐射越敏感。只有在做PET检查的得益(可能解决的临床问题对诊断或治疗方案有帮助)大于辐射的风险时,才考虑采用,并且要遵循给予最小剂量原则。

总之,^{18}F-FDG PET显像是无创性评价与监测儿童恶性肿瘤的重要影像方法,应在权衡检查的利弊后合理使用,检查时尽可能降低辐射剂量。

20.2 淋巴瘤

淋巴瘤占儿童恶性肿瘤10%～15%,发病率位于儿童恶性肿瘤第三位。类似于^{67}Ga,^{18}F-FDG可浓聚在淋巴瘤病灶内,恶性程度越高浓聚量越大。^{18}F-FDG PET显像的优点是在治疗前、后进行全身显像,用于淋巴瘤的诊断、分期及治疗后疗效评估和复发监测有重要价值。

20.3　中枢神经系统肿瘤

中枢神经系统肿瘤的发病率在儿童中仅次于血液系统恶性肿瘤，占儿科恶性肿瘤的20%。MRI及CT是儿科脑肿瘤的诊断的主要方法，但二者在鉴别治疗后复发病灶或者残留病灶有局限。而^{18}F-FDG PET显像根据病灶摄取^{18}F-FDG高低或缺损可鉴别复发病灶或坏死纤维化区域，因此结合MRI、CT，^{18}F-FDG PET显像用于儿童脑肿瘤分期、预测疗效、监测治疗后复发等。

20.4　骨原发性恶性肿瘤

小儿最常见的骨原发性恶性肿瘤是骨肉瘤和尤因肉瘤。^{18}F-FDG PET显像用于评价骨肉瘤和尤因肉瘤转移、治疗监测和再发诊断。对于软组织肿瘤，^{18}F-FDG PET显像用于鉴别高度恶性软组织肉瘤、低恶性软组织肉瘤和良性肿瘤。评价肿瘤局部、远处转移或复发。

（1）骨肉瘤：骨肉瘤起源于骨组织之基质、骨膜或哈文氏间隙，以发生于骨膜深层居多。当肿瘤发生或蔓延至骨膜下时，骨膜被肿瘤内的骨面顶起，而出现反应性新生骨。男女发病率为2∶1，约半数不到的患儿有外伤史。^{18}F-FDG PET显像显示原发灶的范围和诊断骨和软组织的转移，在早期探测骨肉瘤的复发或转移方面有价值。

（2）尤因肉瘤：尤因肉瘤是一种原发性骨恶性肿瘤，起源于骨髓成分，来源于骨髓的结缔组织，占骨恶性肿瘤的10%～15%，临床表现为疼痛、发烧、肿胀和白细胞增高，骨痛约占80%，为间歇性骨痛。^{18}F-FDG PET显像在确定尤文肉瘤的范围和早期诊断上优于X线检查。MRI用于诊断局部肿瘤和软组织受累的范围，而核素显像用于评价全身转移情况。

20.5 神经母细胞瘤

神经母细胞瘤（NB）是儿童中最常见的颅外实质性恶性肿瘤，约占所有儿科肿瘤的10%，来源于胚胎神经脊。可以发生于任何交感神经分布部位（图20-1），最常见的原发灶是肾上腺。由于其特殊的部位肾脏受累时向后外方移位。神经母细胞瘤钙化较常见。^{18}F-FDG PET显像可显示原发灶与转移灶。

与以往使用骨显像剂^{99m}Tc-MDP诊断神经母细胞瘤相比，^{99m}Tc-MDP在神经母细胞瘤中浓聚是因为肿瘤内钙代谢异常增多，系继发的后果；而^{18}F-FDG PET显像探测肿瘤本身的葡萄糖代谢异常。因此^{18}F-FDG PET显像更为灵敏和准确。

诊断神经母细胞瘤通常应用MRI、CT、^{123}I-MIBG和^{99m}Tc-MDP骨显像，^{18}F-FDG在神经母细胞瘤的病灶处浓聚，与^{18}F-FDG相比，在治疗前，^{123}I-MIBG在病灶部位浓聚更多，而治疗后，^{123}I-MIBG显像阴性时，^{18}F-FDG PET显像对病灶转归的判断更有帮助。

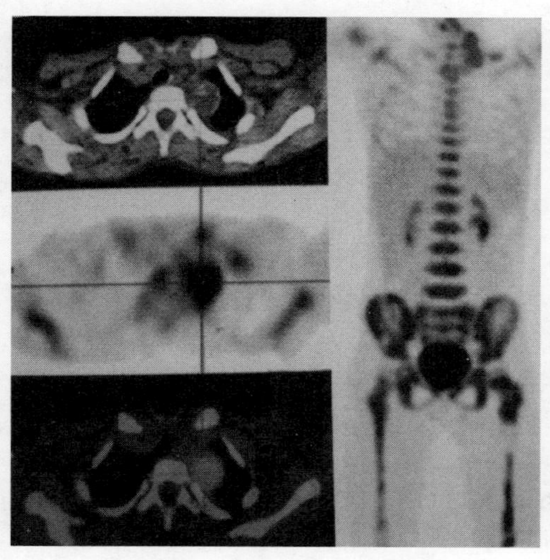

图20-1 神经母细胞瘤^{18}F-FDG PET/CT影像

男性，9岁，上纵隔脊柱左旁神经母细胞瘤伴左锁骨上、左腋窝、腹膜后淋巴结及多处骨髓转移

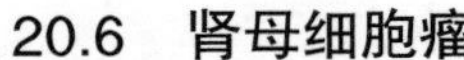

20.6 肾母细胞瘤

肾母细胞瘤是小儿最常见的肾脏恶性肿瘤。90%在7岁以前发病，高峰期3～4岁，男女发病率相仿。常因腹部包块就诊，肾母细胞瘤起源于肾实质，为边界清晰、有包膜的实体瘤，其内常有出血及坏死，易侵犯肾静脉，肿瘤突破肾包膜后会侵犯周围器官及组织。肾母细胞瘤容易发生血行转移，最常见的转移部位是肺部，淋巴结转移较少见。肿瘤侵及部位^{18}F-FDG明显摄取。在一组26例肾母细胞瘤患儿的回顾性分析中，^{18}F-FDG PET显像对肾母细胞瘤分期的灵敏度、特异度、阳性预测值、阴性预测值及准确率分别为94.6%、70.7%、85.4%、87.9%及86.1%①。

① 资料来源：唐怡云，王辉，秦臻，等.2013.PET/CT在儿童肾母细胞瘤肿瘤分期及再分期中的诊断价值.上海交通大学学报（医学版），33（10）：1372-1375.

21. ^{18}F-FDG PET显像在感染、炎症疾病与肿瘤的鉴别诊断中的应用

21.1 概述

炎症是指机体血管系统活性组织对损伤因子所发生的防御反应，临床上表现为局部红、肿、热、痛和功能障碍，并可伴有发热，白细胞增多，单核巨噬细胞系统增生及血清炎性因子增高等全身反应。其基本病理改变包括局部组织变性、渗出和增生。其中，由生物因子侵入人体所引起的炎症反应称为感染，需要根据不同病原体使用相应的抗生素或抗病毒药物治疗。另一类是非感染性炎症，多为自身免疫相关性疾病。

炎症过程中中性粒细胞和单核巨噬细胞系统的葡萄糖转运体（GLUT-1和GLUT-3）呈现高度表达，葡萄糖激酶活性很高，可以摄取更多的^{18}F-FDG。此外，还观察到活跃于肿瘤细胞周围的炎症细胞也是摄取^{18}F-FDG的重要组成部分。因而^{18}F-FDG PET显像能够显示炎症和感染病灶。

炎症病灶^{18}F-FDG PET显像多表现为局部放射性摄取增高，增加程度与炎症的病因、病程、炎症反应程度、临床干预与否有关。一般急

性、化脓性炎症摄取 ^{18}F–FDG高，而慢性反应性炎症摄取较低。因此，^{18}F–FDG PET显像可以判断炎症的程度。

21.1.1　炎症与肿瘤的区别

炎症与感染过程中 ^{18}F–FDG摄取增高，又引出了另一个我们感兴趣的问题。在本书前面部分我们将炎症摄取 ^{18}F–FDG作为假阳性来描述。那么怎样把炎症和肿瘤来区分呢？目前可以采用的方法是进行延迟显像，延迟1小时后，SUV增高一般认为是恶性肿瘤，而SUV下降一般情况下是炎性病变（图21–1）。但是例外情况常有出现，所以要结合病例及形态学资料慎重考虑。

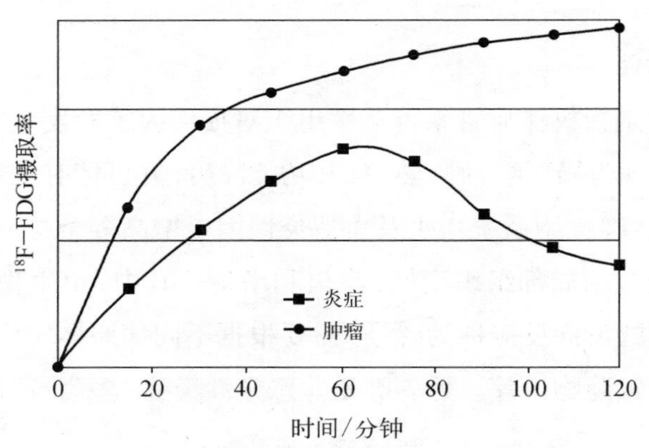

图21–1　炎症与肿瘤摄取 ^{18}F–FDG随时间的变化

21.1.2　感染与炎症疾病 ^{18}F–FDG PET显像的适应证

（1）结节病。

（2）不明原因发热（FUO）评估。

（3）医疗置入体（关节假体置换置入术后、心脏起搏器置入术后、人工血管植入术后）相关感染。

（4）风湿免疫病的鉴别诊断和病变活动性评估。

（5）外周骨髓炎。

（6）转移性感染和菌血症高危患者的评估。

（7）艾滋病相关感染。

（8）肺结核病变活动性评估。

21.2 结节病

结节病是一种系统性的、不明原因的、以非干酪样坏死性肉芽肿性病变为病理特征的疾病，可累及全身多个器官组织，肺及淋巴结最常受累。其临床过程表现多样，约2/3的患者可以自行缓解，但若受累器官进行性毁损可以导致不可逆的纤维化和后遗症，病死率1%～4%。

^{18}F-FDG PET可灵敏、准确反映结节病（图21-2）的全身病灶分布和病灶良性、恶性，提高非典型、复杂型结节病诊断的准确率。^{18}F-FDG对结节病评估有很不错的敏感性。多个研究报道，^{18}F-FDG PET检测结节病的灵敏度非常高。胸部结节病肿大淋巴腺的检测敏感性94%～97%。FDG摄入活性和与结节病患者肺受累的严重程度相关。

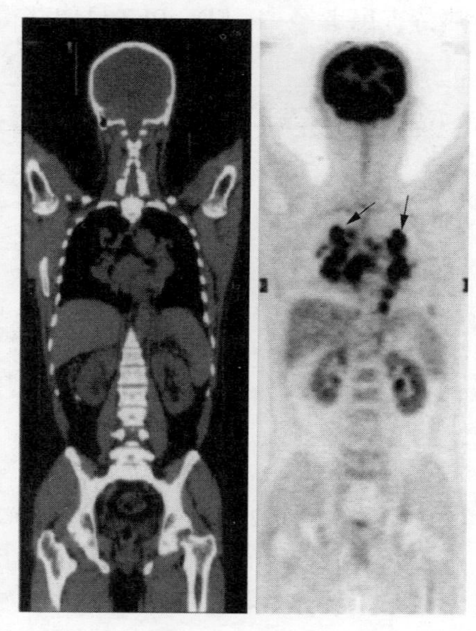

图21-2　结节病（↑）^{18}F-FDG PET影像

21.3 不明原因发热

不明原因发热（FUO）是指发热时间大于3周，多次体温增高过38.3℃，并在入院1周内完善各项检查后仍不能明确诊断病因。不明原因发热病因复杂，最主要有感染性疾病、结缔组织疾病和恶性肿瘤，但常缺乏特征性的临床表现及实验室检查结果，因而成为临床实践中的疑难病例。

^{18}F-FDG PET显像有助于一半以上的不明原因发热和IUO病例确定正确的诊断。没有间歇发热、年龄较大和CRP水平增高增加诊断性^{18}F-FDG PET/CT的可能性。

^{18}F-FDG PET显像对发热待查的主要诊疗作用在于鉴别诊断感染性疾病，结缔组织疾病，恶性肿瘤，复杂的和不明原因发热疾病。它所提供的信息可以检出或排除恶性肿瘤，提供疾病特征信息，提示病变活动状态，提示适宜的活检部位，并可改变治疗决策，指导实验性治疗，观察疗效和判断预后。

要注意，有些恶性病变初期是以发热待查就诊的。图21-3列出发热待查患者经^{18}F-FDG PET显像获得诊断的例子。

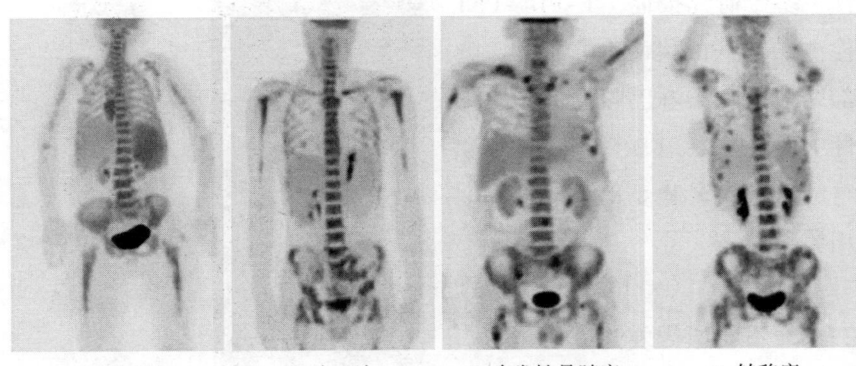

A. 淋巴瘤　　B. 白血病　　C. 多发性骨髓瘤　　D. 转移瘤

图21-3　发热待查中^{18}F-FDG PET显像检测出的恶性病变

22. ^{18}F-FDG PET在脑肿瘤和心脏肿瘤中的应用

22.1 脑肿瘤

颅内的原发肿瘤较为少见，主要发生在儿童和青少年。成年人好发的是来源于其他部位恶性肿瘤病变脑转移灶（图22-1）。

由于正常脑细胞和神经细胞也摄取FDG，所以颅内高代谢的肿瘤

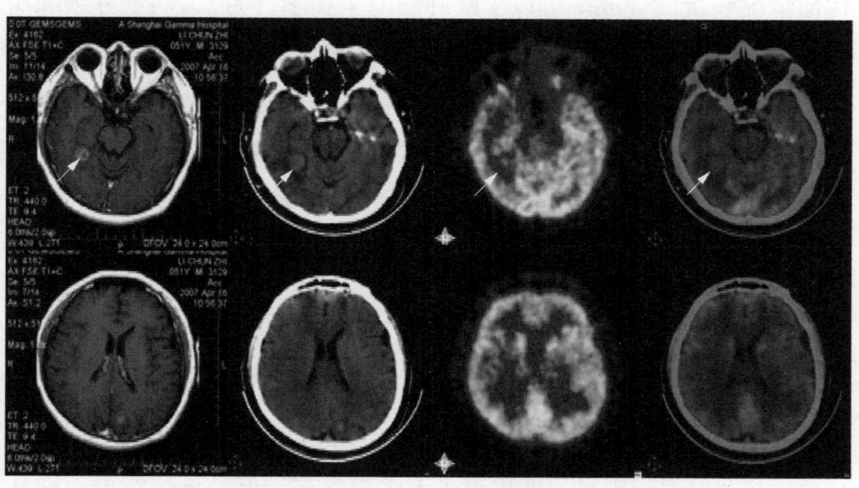

图22-1 肺癌脑转移患者

增强MRI示右侧颞叶及左侧枕叶转移灶，而PET/CT示病灶分别呈低代谢和正常皮质代谢水平

病灶有时候不能完全被发现，容易与正常脑组织重叠。PET/CT在颅内比较多的应用在鉴别残余肿瘤和放射性脑坏死及脑水肿等。

^{18}F-FDG PET脑肿瘤显像通过葡萄糖代谢进行肿瘤定性、定位诊断、预后评估及疗效检测。尽管正常脑组织的高本底易造成葡萄糖显像的假阴性，^{18}F-FDG PET显像对脑肿瘤的良性、恶性判别、分级、鉴别肿瘤复发或坏死等依然具有独特的应用价值。

脑肿瘤中最常见的是神经胶质瘤。神经胶质瘤又分为星形胶质细胞瘤、室管膜瘤、少突胶质细胞瘤和脑干神经胶质瘤。肿瘤的恶性程度越高，其细胞形态越不规则，分化越差。

可依据脑胶质瘤^{18}F-FDG的浓聚程度进行分级，浓聚较低或与脑组织相接近的，恶性较低；浓聚较高的，可提示神经胶质瘤的恶性程度高，预后较差。

（1）脑肿瘤的诊断和临床预后估计：通过检测肿瘤组织的葡萄糖代谢情况和蛋白合成率可以了解肿瘤的生物学行为，为病理分级和病程分期提供有价值的信息。^{18}F-FDG PET显像对预后的评估具有极高价值，肿瘤摄取^{18}F-FDG越多（SUV越高），恶性程度越高，预后就越差，反之则预后较好。当肿瘤局部^{18}F-FDG摄取大于周围正常组织1.4倍，患者的平均生存期5个月，而低于1.4倍的平均生存时间大于19个月。另外，将病理分级较高的患者分为两组，高代谢组1年存活率29%，而低代谢或正常代谢组1年存活率达78%。

（2）肿瘤复发或残存病灶与放、化疗后组织坏死的鉴别：在鉴别肿瘤复发、残存病灶与治疗后坏死方面，^{18}F-FDG PET显像较传统的单纯解剖学影像更有优势。肿瘤复发、残存病灶^{18}F-FDG代谢异常增高，而放疗、化疗后坏死脑组织则显示低代谢或无代谢状态。但是要注意放射性坏死组织、炎症细胞也可以摄取一定的^{18}F-FDG，与低度恶性肿瘤的复发难以区分。

（3）预测脑肿瘤切除对脑功能的影响：脑肿瘤切除有可能严重影响患者脑功能，术前^{18}F-FDG PET显像可以显示肿瘤的范围，并可以通过脑功能的激活显示切除范围对功能的影响，界定合适的肿瘤切除范围。使患者在切除肿瘤时尽量保留相应的脑功能。

（4）脑肿瘤放疗定位：^{18}F-FDG PET脑肿瘤显像反映肿瘤的病理学特征或代谢过程，可以区别坏死与存活的肿瘤组织，肿瘤的显示范围通常与真实的肿瘤边界更为接近。而且PET显像是三维立体影像，可以在冠状、矢状、横断面进行剂量分配，还能给出任意斜切面的图形及剂量分布，从而充分考虑肿瘤的不均质性，达到肿瘤治疗的最大生物学效应。通过三维适形调强放疗对高代谢病灶区进行高强度的放疗，降低高代谢区的肿瘤活性，从而达到有目的地对肿瘤坏死区和活性区的个体化治疗，因此PET是一种理想的放疗定位工具。

22.2　心脏肿瘤

心脏肿瘤临床上非常少见。从病理上可分为恶性心脏肿瘤和良性心脏肿瘤。原发性心脏肿瘤罕见，多见于成人，人群发病率仅0.002%～0.3%，其中25%恶性。主要有恶性血管内皮瘤、横纹肌肉瘤、恶性间皮瘤、纤维肉瘤等。转移性心脏肿瘤也少见，多为其他部位恶性肿瘤转移至心脏，以恶性黑色素瘤转移为多。大多经由血道转移，部分蔓延自邻近器官的恶性肿瘤，如支气管癌、胃癌、食管癌和纵隔肿瘤等。心脏良性肿瘤中约50%为黏液瘤，其他有横纹肌瘤、纤维瘤等，后二者多见于儿童和婴儿。尽管是良性肿瘤，但由于发生在心脏，常可引起心室流出道阻塞及充血性心力衰竭。

空腹状态下进行的^{18}F-FDG PET显像，正常心肌影像可以不显影，也可以显影，从模糊显影到高度摄取，变化很大。心肌显影的部位也可以有很大程度的变化，常常无法识别是病灶抑或正常变异，单纯依靠^{18}F-FDG PET显像诊断心脏肿瘤是非常困难的，需要结合临床和其他检查资料，为疾病诊断提供全方位的信息。例如，国外曾报道1例因阵发性心动过速和晕厥入院的61岁女患者，肿瘤标志物阳性，^{18}F-FDG显像心肌局部放射性摄取略高于周围心肌，半年后手术病理诊断为左心房原发性腺癌①。

虽然单纯使用^{18}F-FDG PET显像心脏肿瘤较为困难，但仍然有一定规律可循。基于心脏血流动力学的特点，心脏恶性肿瘤好发于右心系统，尤其是右心房，其次为左心室，再次为左心房，因而临床较早出现右心受累的症状与体征。张国建等在400余例次^{18}F-FDG PET显像患者中发现，正常者右室流出道处未见异常放射性浓聚，因而右心室放射性的异常浓聚对诊断有启示作用（图22-2），他们也提出，怀疑心脏部位肿瘤时行^{18}F-FDG PET显像一定要做好空腹准备，血糖不能过高，尽量使心脏不显影或显影很淡，以免掩盖肿瘤②。当心脏部位有放射性摄取时，要注意摄取的

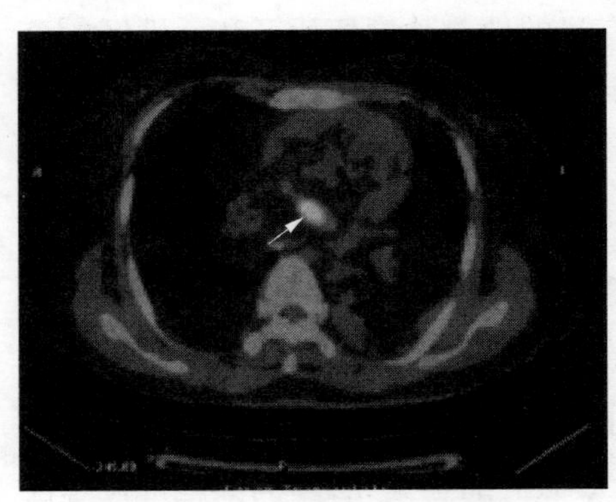

图22-2 心脏肿瘤^{18}F-FDG PET影像
右室流出道见不规则团状异常放射性浓聚灶（↑），心脏开胸手术诊断为心肌黏液腺癌

① 资料来源：Schnabel R, Koniordos P, Mohr-kahaly S, et al., 2003. Primary adenocarcinoma of the atrium mimicking benign myxoma. Zeitschrift für Kardiologie, 92(3): 254-225.

② 资料来源：张国建，王雪梅，王城.2009.^{18}F-FDG PET/CT漏诊心肌黏液腺癌一例.中华核医学杂志，29(1): 38.

部位、程度及形态，而且要密切结合临床及其他影像学检查。

^{18}F-FDG PET显像在排除心脏肿瘤的鉴别诊断中起着重要作用，阴性结果强烈提示良性病变。

心脏肿瘤尽管罕见，但近年来随着诊断技术的提高，术前发现的病例数越来越多。^{18}F-FDG PET/CT显像在诊断心脏肿瘤中具有一定辅助作用，良好的空腹准备是获得正确结果的前提，阴性结果强烈提示良性病变。

附：^{18}F-FDG PET在神经系统疾病中的应用、^{18}F-FDG心肌葡萄糖代谢显像

本书主要介绍肿瘤与PET，如您对^{18}F-FDG PET在神经系统疾病中的应用、^{18}F-FDG心肌葡萄糖代谢显像这两部分内容感兴趣，可扫描如下二维码进行补充阅读。

^{18}F-FDG PET在神经系统疾病中的应用

^{18}F-FDG心肌葡萄糖代谢显像